お腹からやせる食べかた

ダイエット・アドバイザー／管理栄養士
柏原ゆきよ

一般社団法人　日本健康食育協会　監修

講談社

はじめに

医師や栄養のプロは知っています。本来、体に必要な栄養をきちんと摂れば、自然とやせられます。きちんと食べると、やせられるのです。

医師や栄養のプロは知っています。
食欲が止まらないのは、栄養が足りない食品を摂っている証拠です。

私はお腹ぽっこりの人ほど、栄養のある食べ物をしっかりと摂るようにアドバイスしています。すると、みるみるお腹からやせていきます。みなさん、「あんなに食べているのに、なんでやせていくの！」とビックリします。食べるとやせるなんて意外ですよね。

でも、**10日でウエスト8センチ減、1年で20センチ減といった激やせをしている人**

も続出しています。なぜ、食べるとお腹からやせていくのでしょうか？

「栄養不足」だから、お腹から太るのです

ぽっこりお腹の原因は「栄養過剰」だけでなく「栄養不足」。だから、栄養を補えば、自然とお腹からやせていきます。

カロリーはあるけれど、カロリーを燃焼させる「栄養が不足している」ファストフードやお菓子、加工食品やバランスの悪い食事を食べ続けると、脳は栄養不足と判断し、あなたは栄養がある食べ物が口に入るまで食べたいと思うようになります。そして、食欲が抑制できず、つい食べすぎてしまいます。摂りすぎたカロリーは脂肪となります。お腹は内臓がつまっている大事な場所なので、体の防御反応で、脂肪は優先的にお腹につくようにできています。ちょうど飢餓状態の子どもたちのように……。

ところが、全く逆に「カロリーを燃焼させる栄養」を食べて胃腸をしっかりと動かすと、代謝が上がり、食べても太らない体に変わっていきます。体の内側から、つまり胃腸を鍛えると、お腹の内臓脂肪から下半身、全身と脂肪が落ちていきます。

特に、食べるダイエット法はお腹の脂肪である内臓脂肪に効くので、すぐに結果が出るのが特徴です。**内臓脂肪が多い人は、「栄養不足」で太っているので、特に「食べてやせる」ダイエットが効果があります。**

実践した人は百パーセント結果が出ています。「食べたら太る」は誤解だったのです。栄養バランスのよい食材を選べば、自然とやせていきます。

特に、医療業界や栄養のプロにとっては世界一のダイエット食品であることが常識である、お腹やせスーパー栄養食材の「お米」を中心とした食事にすると、体温が上がり、絶えず脂肪が燃焼する体質に短期間で変わることができます。

「お米でやせられる」のも意外ではないでしょうか。この本ではあなたのダイエットの常識を覆していきますので、ぜひ楽しみながら読み進めてください。

最近、それほど太っていないのにお腹だけぽっこりと出たメタボ体型の人が増えたと思いませんか？　お腹が出ている人は、アンバランスな栄養によって体内のバランスも崩れている状態です。

栄養が偏るとお腹から太っていき、栄養のあるご飯を食べていれば、お腹からやせていきます。これは、きちんと食べるほどやせる！　健康的なダイエット法です。

女優やアスリート向けに開発したノーストレス「時短」ダイエット

私は、一般の方だけでなく女優やプロボクサーなど、高いストレス環境下で、短期間に、しかもキレイに、運動能力を向上させつつ体を引き締めていく必要がある職業の方々へのアドバイスを、長年考えてきました。この「食べるほどやせるダイエット」は短期間で効率的に魅力的な体に変身したいすべての方に有効です。

短期間で、するりと脱ぐように脂肪を落とせるうえ、気持ちも前向きになるので、早くからダイエットのモチベーションが高まります。

「太るかな」「つらいなあ」と思いながら食べると、太りやすい体内メカニズムができるので、このお腹やせダイエット法ではストレスを0にしています。

だから、運動も必要なく、お酒もご飯も甘いものも満足いくまで食べてOKです。

「賢く美味しく食べて、楽しくやせて若返る!」——このいいことがいっぱいの食べるだけダイエットを、ぜひあなたにとって人生最後のダイエット法にしてもらいたくて、この本を書きました。

食べるほど、やせる！ダイエット

栄養がつまった
美味しい食べ物を
選ぶだけで、
お腹からやせます

ノーストレスのほうが、やせやすいから、

YES! 3時のおやつ、ビール、日本酒

NO! ハードな運動、我慢、つらいこと

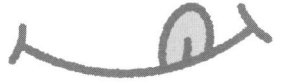

人間の体の「消化吸収」「燃焼」「排出」の法則に流行はありません。この本では、体のメカニズムに基づいた「不変のダイエットの法則」を伝えていきます。

健康診断オールA&ちょっと若く見られるようになります

私はこれまで2万人のダイエットや食生活アドバイスをしてきました。多くの人がお腹やせスーパー栄養食材であるお米を中心とした食事を始めたとたんに、体内に溜め込んだ余計なものがどんどん排出され、「下腹」から全身がみるみるやせていきました。

体内の余計なものを出すと**腸内環境が整い**、さらに嬉しい効果があります。

体はすべて一枚皮でつながっているので、腸内の粘膜がキレイになると全身の新陳代謝が活発になり、顔や全身の細胞も次々と若返っていきます。細胞の入れ替わりとともにジワジワと体質が変わり、しみ、しわ、たるみ、便秘や胃痛、肌荒れも次々と改善します。

続ければ続けるほど大きな差が表れてくるのです。やせるだけじゃない！　お米の若返り効果に驚く人が続出しています。

私は日本中を講演でまわっていますが、連日、全国からたくさんの手紙を頂きます。

10日間お米を中心とした食事にしたら便秘が治って3キロ減。お腹がぺったんこになりました。1ヵ月続けたら、友人から「顔のたるみがとれて、整形したみたい。何を始めたか教えて」と言われて、嬉しくなりました！（42歳・女性）

今までもお米は食べていたけど、お米の量を増やして「ご飯6割・おかず4割」にしたら、3年前の服が入るようになりました。今までより食べているのに！　炭水化物抜きダイエットでは、筋肉ばかり落ちて、お腹がなかなかやせなかったのに、この炭水化物をしっかり食べるダイエットは、お腹の脂肪から落ちました。お米ってすごいやせるんですね。（31歳・男性）

雑穀ご飯中心の食事に変えたら1週間で肌がツヤツヤになって、3ヵ月後、ずっと

気になっていた目元のしわが薄くなりました。（28歳・女性）

雑穀ご飯を食べ始めたら、疲れにくくなりました。朝もスッキリ起きられて、仕事にもやる気が出てきて、この食事法は元気をくれるんだと感じました。（48歳・男性）

「お米を食べる」だけで、元気にキレイになっていく人が日本中に増えています。

このダイエット法は、細胞の質から変えるので、面白いほどやせるだけでなく、肌ツヤがよくなって顔が若返り、活力が出て元気になっていくのが特徴です。

お米は「お腹を鍛えるダンベル」「食べる激やせサプリ」「心の栄養剤」と言えると思います。お腹引き締めや美肌効果はもちろん、ストレスを消す効果もあるからです。

人間は食べたもののようになります。食事を変えると、性格や人生が変わります

この食事法を実践された方から**「ちゃんと食べる＝やせる」**だけではなく、**「ちゃ**

んと食べる＝若返る」ことであり、「ちゃんと食べる＝元気になる」ことだと実感した、という声をよく頂きます。何を食べるのかは、どう生きるか、そのものです。今日食べるものが、明日のあなたをつくります。体や食事の知識は、楽しく元気に人生を切り開いていくための大きな財産であり、〝強い武器〟そのもの。

体をつくっている60兆個の細胞も、神経伝達物質、体内の酵素、ホルモンなどもすべて「あなたが食べたもの」からつくられます。食べ物のバランスや質は、自分自身のバランスや体の質そのものに反映されるのです。

肌荒れも集中力がないのも、気分が落ち込むのも、太りやすいのも、疲れやすいのも、遺伝や性格や加齢のせいだけではありません。

「食事」を変えると、心の状態も体の状態も確実に変わります。

ぜひ、楽しみながら体と心の変化を実感して頂けたらと思います。今から始めれば、心身の健康という幸せを、誰もが手に入れることができるはずです。

1ヵ月後、あなたは自分の変化に驚くはずです！

著者

医師・アスリート・タレントからの推薦の言葉

安保 徹（医学博士・元新潟大学大学院医歯学総合研究科教授）

老若男女に勧めたい「すごい！ダイエット法」だと思います。
柏原式ダイエットに〝食べてはいけないもの〟はありません。
食べ方を工夫することで胃腸の働きがよくなり、体温も代謝も上がる。
結果的に効率よく**脂肪を燃焼し免疫力も上がる**という、
体にも心にも優しい、画期的なダイエット法だと思います。

清水国明（タレント）

なるほどなぁ。柏原ゆきよさんと食事していると、
いつもいっぱい食べているのに太らなくて
健康美な理由は、そうか、これだったんだ。
確かにこれは、最後のダイエット本。妻に読ませよう。我が家の家計のためにも。

池田寿美（一般社団法人日本リンパ協会　代表理事）

「美と健康」――女性にとって不可欠なテーマです。
どちらもリンパの流れがよくないと手に入れることはできません。
そのためには正しい食べ方を知っておく必要があります。
代謝や免疫力を高めてスッキリ美人になれる本です。

寺下謙三（医学博士・寺下医学事務所代表）

民間型「侍医」とも言える「主侍医倶楽部」の運営を始めて23年になるが、仲間の医師の協力があってこそ成り立つ。

医者選びのプロとして、いわば「真っ当な医師」を探し出し、良好で親密な関係を保ち続けることが、僕の重要な任務になる。

偏った食生活理論を展開することを売りにする専門家が多い中、**きらりと光る「真っ当な食事指導家」**に出会った。

それが柏原ゆきよさんだ。

木村 悠（プロボクサー・ライトフライ級日本ランキング2位）

食べない、飲まないで我慢するのが減量だと思っていました。
しかし、柏原さんの指導の成果で劇的に変わり、食べながら体重をコントロールできるようになりました。試合後のリバウンドもなくなり、
流行りのダイエットとは明らかに違います。

このダイエット法で、ダイエットそのものと、おさらばできます！

Contents

STEP 1

ちゃんと食べると、お腹からやせます!

……ハードな運動なしで、お腹ぺったんこになる!

STEP 2

お腹からやせていく習慣とは？

……「大きく変える」より「小さく変える」とやせていきます

STEP 3 この食べ物で、お腹からやせていきます！

……人生の「毒」になる食べ物　スーパー、お店の裏側

STEP 4

外食が多い人のための、お腹やせ！

……ストレスを発散して、楽しく食べて飲むと太らない

STEP 5

「やせる」食べ物＝「強い心と体」をつくる食べ物
砂糖はヒステリックな人をつくり、お米は穏やかな人をつくります

……あなたは「食べたもの」のようになります

STEP 6

正しい姿勢ダイエットで、ハードな運動をしなくても、やせられます!

……むしろハードな運動をしないほうが、やせられるんです

STEP 1

ちゃんと食べると、お腹からやせます！

……ハードな運動なしで、お腹ぺったんこになる！

1

パンよりお米を選ぶと、お腹から、みるみるやせます

厚生労働省の調査によると、ほとんどの日本人は、既にびっくりするほどカロリーの少ない食事を摂っています。食糧事情が悪かった戦後まもない1946年よりもカロリーを摂っていないのです。

3食きちんと食べない人の増加や低カロリー志向などの背景により、一日あたりのカロリー摂取量は減っているのに、太っている人が増加中です。肥満人口の割合は、男性約30％、女性約20％と上昇中で、日本は、約4人に1人が肥満の肥満大国です。

私が現場でお会いしたメタボ体型の方の大半はカロリーオーバーしていませんでした。カロリー不足の方が多いくらいに日本人の多くがカロリー制限しているのに、年々肥満人口は増え、お腹ぽっこりな人が増えているのは、なぜなのでしょうか？

実は、多くのやせたい人が実践している「カロリーを抑える」ではなく、**「カロリーを消費＆燃焼する栄養をきちんと摂る」**ことで、体型や美しさに大きな差がつくというのが、多くの医療や栄養のプロたちの考えです。例えば**カロリーを消費しやすい食材とはパンよりお米です。**同じカロリーのお米とパンを比べた場合、お米のほうが、カロリーを消費しやすい栄養バランスなのです。

私たちは、カロリーを摂りすぎていると思い込んでいる!

戦後すぐの1946年より摂取カロリーは
減っているけれど、肥満者は続々増えている。
カロリーの摂りすぎが、太る原因ではない!

日本人1人一日あたりのカロリー摂取量の推移

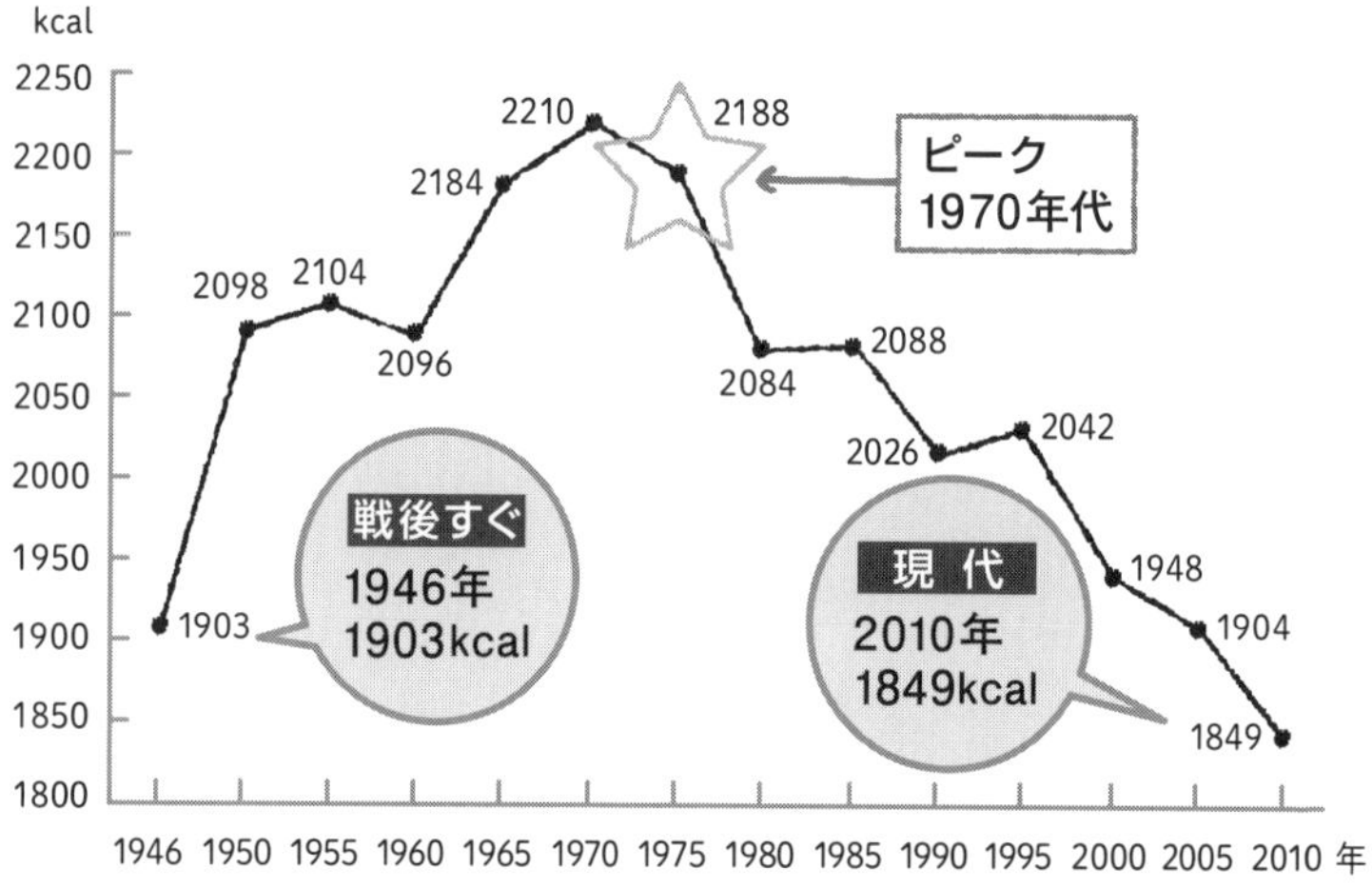

厚生労働省「国民健康・栄養調査」

「まさか？」と思うかもしれませんが、お米をちゃんと食べたほうがやせられるんです。これまで「お米は太るから控えたほうがいい」とか「栄養を摂るためにお米は残してもおかずはきちんと食べたほうがいい」と教えられてきたかもしれませんが、一日3食「お米」を食べるだけで脂質の比率がおさえられ、代謝力が高い、太りにくい体に変わることができます。

食パンの場合、カロリーの中で脂質の占める割合は約15％です。バターなどをつけるとさらにグッと上がります。例えば、クロワッサンはとっても美味しいのですが、半分近くが脂質です。一方、お米は脂質がたった2％ほどしかありません。

カロリーは、脂質の割合が高すぎると燃焼しにくい性質があるので、同じカロリーを摂った場合、**パンよりお米のほうが断然燃えやすいのです。**

今後は「カロリーの大きさ」で見るのではなく「カロリーを消費しやすいバランスか」で判断しましょう。そもそも、カロリー計算するのは面倒です。ストレスになると天然のやせサプリである消化液の分泌が悪くなる傾向がありますので、計算はもうやめましょう。**カロリーを燃焼する栄養をしっかり補ってあげれば代謝が上がり、自然とやせていきます。だから、あなたはもう太りようがないのです。**

2

「お米6割・おかず4割」が、やせる!ゴールデンバランス

一般の方にはあまり知られていませんが、**食事で摂ったカロリーを効率的に燃焼する栄養バランスは、「炭水化物60％以上、たんぱく質15％、脂質20〜25％」です。**

細かい数字を覚えるのは面倒なので、おおまかにお弁当箱をイメージして、**お米がだいたい6割をしめていて、残りの4割がおかずと覚えておくのでじゅうぶんです。お米のカロリーは、脂質の比率が約2％と非常に低く、どんなおかずと組み合わせても「やせる方程式」にあてはまりやすい最適な食材です。**戦後、食卓が豊かになり、おかずの数が増えたことで、お米の消費量は激減。日本人の食事は脂質の比率が、どんどん増え、肥満人口が増えていきました。脂質の多い食事は満腹中枢を鈍らせ、食欲の抑制がききにくくなります。

「一日30品目食べなさい」と言っていた厚生労働省も「一日30品目食べたらおかずが増えて肥満になる」と提案を取り下げています。今まで教えられてきた「おかずをしっかり食べる」は、今や非常識な健康法になりました。

お米の割合を6割にするだけで、不思議なほど脂肪が燃えやすい体に変わります。会席料理や幕の内弁当といったおかずの多いごちそう食は脂質が多くなりがち。非日常食として楽しみにしつつ、普段はおかず控えめのシンプルな食事がおすすめです。

「炭水化物、たんぱく質、脂質」の割合が
変化したから、肥満人口が増えました。

体の脂肪を最も効率的に燃やす栄養バランスは、
「炭水化物60%以上、たんぱく質15%、脂質20～25%」

現代人は、今の食事より
炭水化物を増やしたほうが、
脂肪が燃えやすいバランス
をつくります

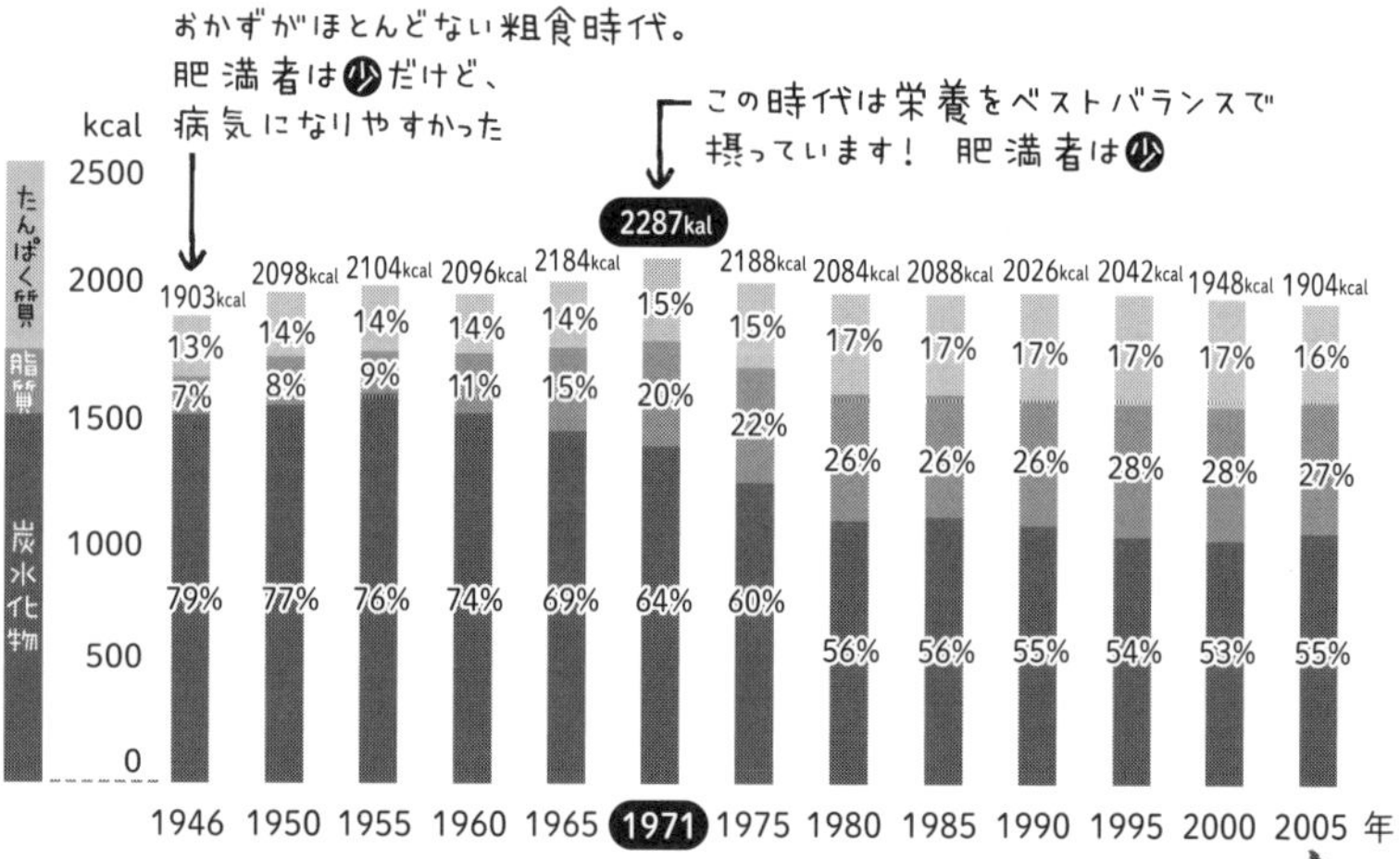

＊このP(たんぱく質)、F(脂質)、C(炭水化物)バランスは、
食品によって異なった計算方法をするため、
必ずしも合計が100%になりません
＊たんぱく質、脂質、炭水化物の割合は小数点以下を切り捨てています
厚生労働省「国民健康・栄養調査」

おかずの増加&脂質の増加で、肥満大国に！

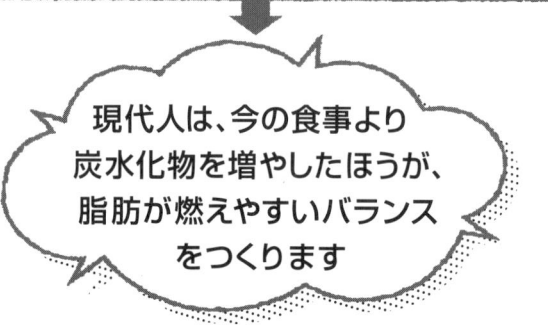

おかずの食べすぎで、
肥満人口は
増えています

お米を食べる量を増やせば、
おかずの量が減り、
カロリーのバランスが整い、
おかずに含まれる脂質や
塩分の量が減り、
自然とやせていきます!

では、お腹からやせていくために必要な栄養とはなんでしょうか？

炭水化物、たんぱく質、脂質は、カロリーのもととなる燃料で、土台だと思ってください。土台のバランスがいいと燃焼されやすくなります。そして、ビタミン、ミネラル、食物繊維は土台のすき間を埋めて燃やす栄養です。これらをちゃんと摂ると体は満足します。むしろ、食欲が止まらないときは、「何かが足りないサイン」です。

ファストフード、加工食品、お菓子といった「カロリーはあるけど、栄養がからっぽ」な食品ばかり食べていると、食欲は止まらないように体はできているのです。

この穴を埋めない限り、燃えにくく代謝が悪い体質は変わりません。

デニッシュパンやインスタントラーメンなど、土台のバランスが悪く、**穴のあいた食品ばかりで偏食していませんか？**　でも毎日バランスがとれたレシピやメニューを探すのは大変だと思いますので、ある一つの食材だけ、覚えてください。

どこでも売っていて、たいていのお店で提供しているスーパー食材が日本にあります。

それが、栄養の「質」が高く「お腹からやせる」スーパーフード、（意外かもしれませんが）お米なのです。

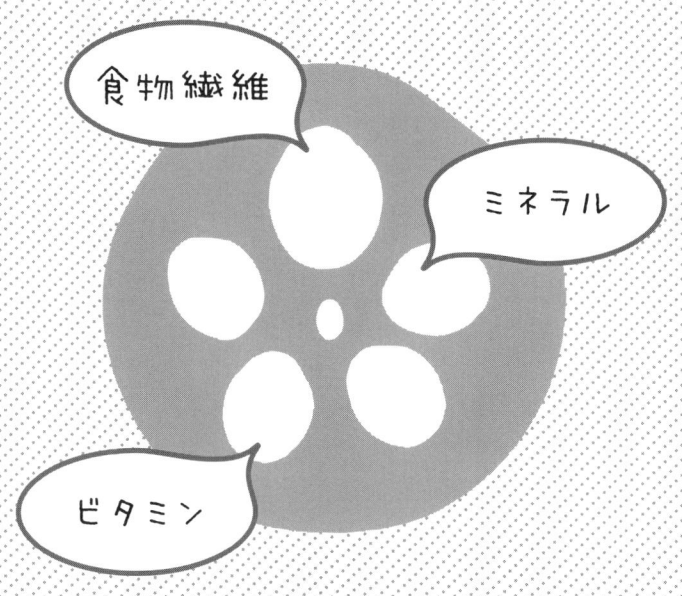

カロリーたっぷりでも
栄養の少ないパンやファストフードを
食べ続けると、
体は「栄養が足りてないよ！　もっと食べて！」と、
あなたを太らせる信号を出し続けます。

やせる方程式

カロリーが燃焼するバランス

＋

カロリーを燃焼させる栄養

＋

余計なものを排出する栄養

＝

自然とやせていく!

やせるには、この栄養が必要です!

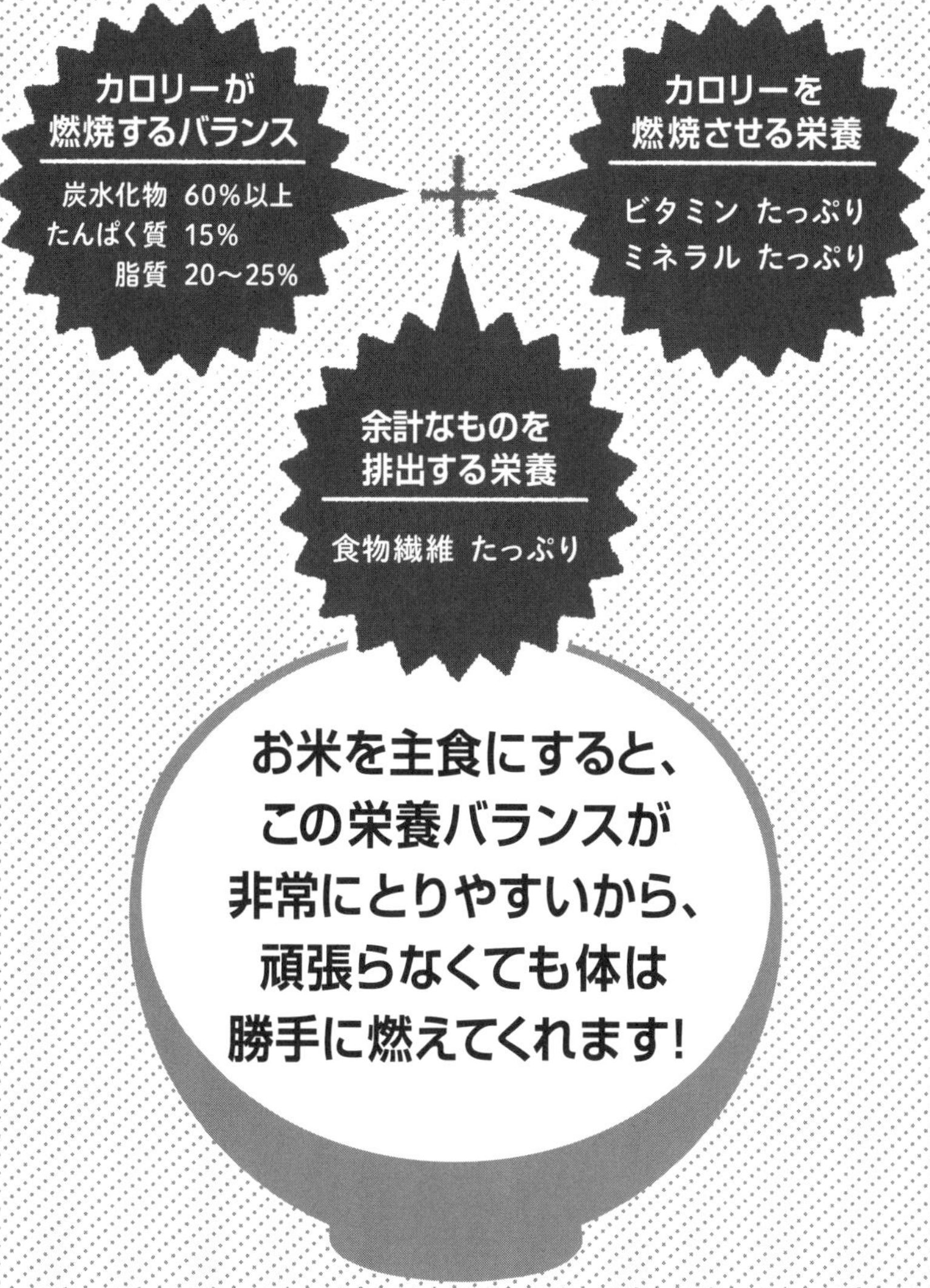

カロリーが燃焼するバランス
炭水化物　60%以上
たんぱく質　15%
脂質　20〜25%
＋
カロリーを燃焼させる栄養
ビタミン　たっぷり
ミネラル　たっぷり
余計なものを排出する栄養
食物繊維　たっぷり
お米を主食にすると、
この栄養バランスが
非常にとりやすいから、
頑張らなくても体は
勝手に燃えてくれます!

3

お米は、世界で一番効く「ダイエット食品」です！

「お米は太るから食べない」は今や非常識な健康法です。**お米は太りやすいと思っている方が多いのですが、実はとても魅力的なダイエット食品です。**

医師や栄養のプロたちがお米を「最高のダイエット食品」と呼んでいることは、一般的には、まだまだ知られていません。お米には私たちが必要とする栄養のほとんどが含まれているのです。体を動かす燃料となる「炭水化物」、細胞の材料となる「たんぱく質」、燃料を燃やす役割の「ビタミン、ミネラル」、排出力を高める「食物繊維」と勢揃いしています。現代の食事でオーバーしやすい脂質が少ないというのも優秀な点。このバランスによって、全身の代謝を活性化してくれます。

《お米の主な栄養成分》

炭水化物 → 体を動かすガソリンとも言える存在。抜くと代謝が下がります。代謝が下がると筋肉が落ち、お腹から脂肪がついてきます。粒状のお米を咀嚼してゆっくり食べると血糖値の急上昇を防げます。

たんぱく質 → お米にたんぱく質のイメージはありませんが、植物性のたんぱく質が摂れる数少ない食材です。筋肉や骨、血液やホルモンなど体内のあらゆるものの材料。不足すると老化が進みます。

- ビタミンB群→糖質や脂肪の燃焼を助けて、細胞の新陳代謝を促します。疲労回復、ダイエット、美肌を目的としたドリンクの常連となる成分。
- マグネシウム→体内酵素の働きを支える重要なミネラル。代謝を活性化します。
- 鉄→いい血液をつくるためには欠かせない。貧血の改善にも有効です。
- 亜鉛→細胞の再生に欠かせない、新陳代謝の要となるミネラル。美肌のもと。
- 食物繊維→食物繊維は野菜のイメージが強いのですが、穀物由来のほうが整腸作用が強いと言われます。さらに、お米にはレジスタントスターチという難消化性のでんぷんが多く含まれます。食物繊維に似た性質で排出されやすく、整腸作用もあるので、お米は便秘改善にもとても効果的です。

……と、やせるため、キレイになるために必要な栄養素がバランスよく入っています。**美肌や便秘、老化防止にも効果的な栄養が盛りだくさん。**

これだけバランスよく栄養がつまっている食材は他にありません。だから、**お米は「ダイエット食品」であり「食べる美容液」であり、「究極の栄養ドリンク」**と言えるくらいの存在なのです。まずは一日3食、3日間ご飯を食べてみてください。3日目には**「あれ、最近便通がいい」「肌が乾燥しにくくなった!」**と感じます。

食物繊維や良質なミネラルなどの働きで、まず**「腸」のゴミ出し**ができるので、便通やお肌の調子がよくなるからです。10日間続けると、たいていの人が**「運動していないのに、お腹がへこんできた」**ことに気づきます。**しっかりお米を食べると、お腹の内臓脂肪を特に落としてくれます。**

そして、精神的に安定して穏やかになります。これは、セロトニンという「脳内ホルモン」が分泌されるからです。**現代人に増えているうつ病は、セロトニン不足もひとつの背景と考えられています。**セロトニンが働くには炭水化物やアミノ酸（たんぱく質）、ビタミンB群、マグネシウムが必要です。お米には、全部含まれているのがすごい！　**だからメンタルの安定にも非常に有効。**

セロトニンは自律神経のバランスを整えるホルモンなので、朝の目覚めがよくなる人もいます。1ヵ月続けると、新陳代謝が活性化し肌質が変わってきます。疲労を感じにくく元気になります。**お腹からキレイにやせたかったら、まずはお米を食べましょう！　美肌になって、精神的に安定するというおまけまでついてきます！**

4

しみ、しわ、くすみを消して、見た目年齢を若くする食べ方

「お米」はやせる栄養がふんだんに入っていることに加えて、粒々しているので、自然と「かむ」という美容と健康への嬉しい効果があります。

1 かむだけで、食べすぎを抑えられます

かみはじめると、レプチンという脳内ホルモンが分泌され、食欲を抑制してくれます。レプチンは溜まった脂肪を燃焼させる指令も出します。「かむ」＝「やせスイッチ」をONにすること。ラーメンやお蕎麦などのめん類は、あまりかまずに飲み込んでしまううえに、早食いになるので、やせスイッチが入りません。粒状のお米は自然とかむ回数が増えるので、やせスイッチが入ります。

2 かむだけで、消化吸収&排出力が高まります

かむと脳にサインがいき胃が動き出します。「消化スイッチ」もONになります。食事中、もぐもぐとかむと、消化酵素のたっぷりと入った消化液が出てきて、胃も一緒にどんどん動き出します。それによって、食べ物の消化吸収がよくなり、さらには余計なものを外に出す排出力も高まります。

胃腸の7割は筋肉でできているので（意外ですよね）、使わないと衰えてしまいます。あまりかまないで食べることができるめん類が多い人は胃腸が衰えているかもしれません。胃腸が衰えると、消化吸収力も衰え、排出力も落ちるので、太りやすくなってしまうのです。

そしゃくを意識するためには、食べ物の選び方が大切です。ヨーグルトや野菜ジュースなど液体ややわらかい食品は、そしゃくを必要としません。その点、粒状のお米は、自然とそしゃくするので胃腸が動きダイエットに効果的なのです。

3 かむだけで、小顔効果があります

また、かむというのは、首や顔まわりの筋肉を筋トレしていると言ってもいい状態です。**顔まわりがスッキリとして輪郭が変わるので実際の体重変化以上にやせて見られますよ。**二重あごやほうれい線がなくなると顔の印象が大きく変わり、若返って見えます。

4 かむだけで、ホルモンが出て、しみ、しわ、くすみを消します

ご飯をかむと自然と出る「唾液」には、やせる力だけでなく、若返りパワーも秘められています。

「よくかんで食べる」ことの効果は、医学的にもはっきりとしています。唾液に含まれている「老化防止・若返り」ホルモンのパロチンは細胞の新陳代謝を活性化し、熱の放出を促すノルアドレナリンは「お肌や筋肉、骨などを活性化させ、体の内側から若返らせる」力があります。

かためにたいた**お米を中心としたしっかりと「かむ」ダイエットをして、あなたもしみ、しわ、くすみまで消してしまいませんか？**　唾液には、消化能力だけなく、口やのどの乾燥を防ぎ、細菌やウイルスの侵入を防ぐ力や、抗菌・免疫物質が含まれており、**唾液をよく出している人はアレルギーや風邪への抵抗力が強くなり、免疫力がついてがんにもなりにくくなると言われています。**

「かむ」食事は、ダイエットから美肌、健康まであらゆることをかなえてくれます。自然と「かむ」食事になるお米は、その点でもとても優秀なダイエット食材なのです。

5

雑穀は激やせサプリ！「下腹ぽっこり」をなかったことにしてくれます

お米がダイエット食品だったら、雑穀は激やせサプリです。一見地味な雑穀ですが、その栄養的価値と機能性、生命力の強さは、驚くほどです。

白米よりビタミンやミネラルがたっぷり。食物繊維は整腸作用が強いことも特長です。腸がぐいぐいと動き、便がどかっと出るので下腹から脂肪が落ちていきます。玄米は栄養豊富でデトックス力があるのは素晴らしいのですが、消化されにくく胃腸に負担をかけるので、胃痛や胃もたれを引きおこすことがあります。胃腸が弱っていたり、噛むクセがない人が玄米を食べるとかえって栄養の吸収が悪くなります。

医療業界では**「玄米食を長く続けている人には肌がくすんでいて乾燥している人が多い。玄米がミネラルの吸収を阻害するので、新陳代謝が鈍くなり、肌が黒ずみ乾燥する」**というのが常識となっています。胃腸が弱い、貧血、体調が悪い、早食いで噛まずに食べる人、6歳未満の子ども、高齢者などにはおすすめしにくい食材です。だから、私は玄米より、白米に雑穀を2～3割程度ブレンドすることをおすすめしています。粒々とした食感で無意識に白米よりもかんでしまうので、「かむ」効果も期待できます。

雑穀ご飯を食べて2ヵ月で10キロやせた人は、「毎食、雑穀ご飯をよくかんで食べて」、ぐんぐん代謝も肌ツヤもよくなり、2ヵ月でお腹まわりが15センチ減りました。試着せずに洋服が選べるようになって、自分に自信が持てるようになったと言っていました。**お米＋雑穀を食べるこのダイエットは、お腹（特に下腹！）からみるみる贅肉が落ちて引き締まり、お腹のラインが変わります。食べる量は減らさないのでリバウンドもしません。**

私が食事アドバイスをしているプロボクサーの木村悠選手は、雑穀ご飯＋味噌汁で、お腹や胸、背中の筋肉に厚みを増し、**「ご飯がダンベルに見えてきた」**とコメントしていました。太りにくい体質になり、試合前の減量が楽になり、試合後のリバウンドもなく調子が良くなったと言います。

また、ビタミン&ミネラルが豊富な雑穀ご飯を主食にすると、お肌がツヤツヤになってビックリしますよ。ダイエット&美肌を目指すなら、断然雑穀ご飯です。

雑穀はスーパーでも販売していますので、気軽にためしてみてください！　ただ、粗悪品も多いので、効果を狙うなら質が大事です。せっかく食べても効果が薄かったらもったいないです。見分ける方法は、雑穀を水に入れたときに浮くかどうか。質が悪いと中身がスカスカで軽いので浮いてしまいます。白米と同じように水に沈むものを選びましょう。それをたっぷりと入れて下さい。

選ぶなら、国産のもの。日本の穀物は断然美味しいです！　味の面でも栄養面でも鮮度は大切で、酸化が進まないように脱気包装して脱酸素剤が入っていると安心です。

私は炊くときにひとつまみの塩と「オリーブ油」小さじ1杯を入れています。風味がよくなりますし、適度な油が便通を改善してくれますので、便秘の人には特におすすめです。

《下腹からみるみるやせる！　効果抜群の雑穀》

- 大麦　↓　「食物繊維」が白米の約19倍含まれているので、整腸作用が期待できます。味もクセが少ないので、雑穀デビューにおすすめです。ダイエット&美肌効果を狙うには、白米1合に大さじ2～3杯（20～30グラム）入れましょう。
圧縮加工されている「押し麦」よりも、圧縮加工されていない「丸麦」がおすすめです。味も丸麦のほうが美味しい♪

- アワ、キビ、ヒエ　↓　「食物繊維」が白米の3～7倍。鉄分も多く、貧血気味な人におすすめです。白米1合に大さじ2～3杯（20～30グラム）の雑穀が目安です。

6

一食「100円」の朝食が10年後の美しさを約束してくれます

健康的に、しかもお腹からやせたいのでしたら、基本的に朝食を摂りましょう。朝食べることで、体温が上がり、その日一日の脂肪燃焼量を上げられます。

朝食のおすすめは、温かいご飯とみそ汁です。一食100円くらいですが、「雑穀ご飯＋みそ汁」の健康&美容効果は数万円の美容液より高いのです。朝食でしたらさらに卵か納豆（もちろんお魚やお肉など、良質なたんぱく質もいいですね）を組み合わせると、炭水化物、たんぱく質、脂質、ビタミン、ミネラルといった、代謝に必要な栄養が揃い、ダイエットから、便秘・冷え性解消、美肌、若返りまで効果がありま す。

お米も発酵食品のみそも体を温める効果が強いため、その日一日を、脂肪が燃焼しやすい体に変えてくれます。朝、ジュースやヨーグルトといった冷たくてかまない食事だけですませるのは、胃が疲れている日や体調が悪い日以外は控えたほうがいいですね。もともと流動食は胃腸の消化能力や体力が衰えた時のものです。流動食を続けるとかむ力が弱くなり、胃腸を退化させ、老廃物を排出しにくい太りやすい体をつくります。朝の体温が36度以下という低体温ぎみの人は、食事を「熱」に変える力が低い（＝太りやすい）ので、なおさら温くて「かむ」食事を選択しましょう。

7

色の濃い野菜が、カロリー燃焼効果を高めます

野菜のビタミンやミネラルには、ダイエット効果があります。でも、ただたくさん食べればいいのではなく、野菜の選び方と食べ方が大事なポイントです。

「色の濃い野菜」と「根菜類」を選びましょう。色の濃い野菜は、カロリーを燃焼させるビタミン、ミネラルが豊富だからです。色の濃い野菜は、ブロッコリーにかぼちゃ、ほうれん草、小松菜などです。旬の野菜だと栄養価も高くておすすめです（旬野菜は、安いですし！）。大根、じゃがいも、ごぼう、にんじん、かぼちゃ、里芋など、根菜類には体を芯から温めて代謝を高めてくれるものが多いので、ダイエット効果があります。

色の濃い野菜と根菜類は生で食べない野菜が多く、生野菜サラダではあまり摂れません。しかもサラダは体を冷やしやすいのです。加熱する食べ方として特におすすめなのは、みそ汁の具としてたっぷり入れることです。発酵食品であるみそは体を温める作用も強く、野菜＋みそはダイエットの強い味方！　大量のサラダを食べたり、たっぷりの野菜ジュースを飲む人が多いのですが、ジュースも体を冷やしやすく、かまないのでダイエット効果が非常に弱いです。冷え性の人には特にいいですね。

ダイエット効果から野菜を食べるなら、「野菜を入れたみそ汁」です。

「お米は太る」
は誤解です!

お米をちゃんと食べると、
とにかくお腹からやせて、
びっくりしますよ!

お腹からやせる食べ方

1　朝食は、「お米＋みそ汁」が基本

昼や夜におかずをしっかり食べる人は、朝食はおかずなしのシンプル食でOK。みそ汁に野菜を入れて、ダイエット効果を高めましょう。
★白米に雑穀を１～３割加えて、カロリー燃焼効果を高めるのもいいでしょう！
★もちろん、「お米＋みそ汁」に卵や納豆、お魚やお肉を加えてもＯＫです！

2　お昼は「定食ご飯」「お米主食弁当」を選ぶ

このときに、カロリーを燃焼させやすい「お米６割・おかず４割」バランスを意識しましょう。めん類、丼もの、パンは、週１～２回程度に。

3　夜は、主食の「お米」をしっかり食べる

おかず中心からお米中心にバランスを逆転させると、お腹やせします。夜におかずが多いと、胃腸に負担をかけすぎてしまい、カロリーを燃焼させる力が弱まります。おかずのたんぱく質や脂質は消化が悪いので、翌日の胃もたれや食欲不振につながります。お米は消化に負担をかけない＆カロリーを燃焼させる力が強いため、お米をしっかり食べると、やせるのです。
★夜も「お米６割・おかず４割」がやせバランスです。

まず、朝食を変えるのが一番効果がありますが、試してみやすいものから、取り入れてみてください。

お米を食べるときは、ぜひ「よくかんで胃腸を動かす」ことを忘れないでください。よくかむほどに、お腹に火がついて、お腹のお肉が消えていくと思い出しましょう。

8

10日でやせる！
短期集中
お腹やせダイエットレシピ

「雑穀ご飯＋みそ汁」のダイエット効果を最大限にまで高めたダイエットレシピを紹介します。**この方法は、10日間の短期集中で結果を出したい人におすすめです。**

もともと雑穀には、キレート作用と言って、代謝を下げる有害ミネラルや添加物など体に負担をかけるものを体外に排出してくれる作用があります。

雑穀には食物繊維が多く含まれているため、白米だけのご飯よりも腸内を大掃除し便秘を解消させてくれます。この雑穀の強力な排出作用で**体に溜め込んだ余計なものをデトックスすると、お腹から驚くほどやせるのです。**

雑穀ご飯＋みそ汁（野菜入り）＋ご飯のおとも　3食×10日間 お米は一日1・5〜2合くらい＋雑穀を米一合に対して大さじ2〜3杯（20〜30グラム）（炊くと550〜750グラム）茶碗4〜5杯（1杯約150グラム）

雑穀　↓　5〜10種類がブレンドされている**ブレンド雑穀**がおすすめです。

単品よりも数種類が組み合わさると相乗効果が期待できます。雑穀は組み合わせの仕方（配合）で効果や味が変わります。パサついたり、穀物臭が強いものは品質が悪いので食べないほうがいいですね。質の悪いスカスカの雑穀では結果が出ませんので、といだとき、水に浮かない質のいいものを選びましょう。

みそ汁

↓

具は、ビタミン豊富な旬の**緑黄色野菜や体を温める効果が高い根菜類を選びましょう。**旬の野菜を選んで、季節の変化を楽しみましょう。**野菜以外にも、デトックス効果の高いきのこ類や海藻、たんぱく源として豆腐などもOKです。**味噌の質も重要です。きちんと発酵&熟成している**「天然醸造」**のみそは栄養たっぷり、旨みたっぷりで美味しくて、体を温める効果が高いです。原材料に醸造用アルコールや添加物の入っていないシンプルなみそを選びましょう。

ご飯のおとも

↓

梅干し、しらす、佃煮、納豆、かつおぶし、漬物、のりなど。**ご飯を美味しく食べるために必要です。**自分の好きなものを選びましょう。**添加物が少ないと理想的です。**

これを10日間続けるだけで、お腹からやせていきます。

消化に時間がかかり、消化液を多く使うおかずを減らすことで胃腸の負担を軽くしながら、体の中の余分なもの（脂肪、糖分、水分、添加物など）をしっかりと毒出しするプログラムです。

この10日間プログラムで、ほとんどの方はウエストが3〜5センチ減ります。特に男性は内臓脂肪が多い傾向があるので、脂肪が落ちやすく、10日間でウエストが8センチくらい減る人もいます。

より効果を上げるためには、よくかんで食べることがポイントです。かむほどにダイエット効果が上がります。間食も、おにぎりなら何個でもＯＫです。

あなたが本気でこのプログラムに取り組めば、10日間で「ウエスト5センチ減&美肌&快適な便通」が手に入りますよ。10日後を、ぜひ楽しみにしてください！

ただし、このプログラムは胃腸の消化・排出力を高める特別なものなので、10日以上は続けないでください。たんぱく質と脂質が少ないこの食事を続けると、かえって代謝が落ち、心も体も元気がなくなり、肌も心もぱさつくようになるからです。10日間は胃腸力を上げるためのスパルタ期間なのです。

10日間続けても効果がなかったら、「あまりかんでいない」「太りそうと思いながら食べている」「お米の量が少ない」この3つに当てはまらないかチェックしてください。同じ食事内容でも食べる時の意識や気持ちと食べ方で結果が大きく変わります。困ったら柏原ゆきよの書籍公式Ｗｅｂサイト「お腹からやせる食べかた」onakayase.jpをご覧下さい。相談窓口と専門家に直接話をきける会の案内をしています。

STEP 2

お腹からやせていく習慣とは？

……「大きく変える」より
「小さく変える」とやせていきます

9

「わ〜、美味しそう！」と感じるだけで、太りにくい体に変わります

消化吸収の始まりはどこからだと思いますか？

「胃腸？」「そしゃく？」いいえ、もっと前からなのです。

答えは、〝空腹を感じる〟ところからです。

食事は食べ物が口に入る前から始まっています。

唐揚げでもケーキでも、食べたいものを**「イメージ」**してみてください。口の中から、唾液が出てきませんか？

今日何を食べたいか**「想像して」**、料理を作っているのを**「見て」**、ジューッと焼ける音を**「聞いて」**、いい匂いを**「嗅《か》いで」**、**「美味しそうだなあとワクワクする」**。**まだ食べてもいない、その瞬間から、あなたの口や胃腸から唾液や胃液の消化液が分泌しだします！　まだ食べ物が口に入っていないのに、胃腸がカロリーを燃焼させようとする〝やせスイッチ〟がONになります。**

やせた体を維持する一番簡単な方法は、こうして**「思いっきり楽しく食べる！」**ことです！

高いお金を出して酵素サプリメントを買う必要は、一切ありません。自前の消化液と消化酵素で「燃焼効果」を高めるほうが断然効果的です。
食事のときは、「美味しいなあ」と口にしましょう。やせスイッチが入る合言葉です！

逆に、**やせスイッチが入らない食事は、やけ食いや、ながら食い、早食いです。**さらに、ふたを開ければすぐ食べられる、袋から出すだけ、そんな簡単な食事です。「幸せを感じながら食べていない」「パソコンやスマホを扱いながら食べている」「寂しい失恋や仕事の失敗を忘れるために食べている」など、やせスイッチが入らない食べ方をしていると、胃腸の動きは劇的に鈍くなります。「太るかなあ」と罪悪感を持ちながら食べるのも同じです。

寂しい人は太りやすいと言いますが、寂しい食べ方は太りやすいのです。

食欲を抑えるために、食欲を減退させる「青いメガネ」をかけましょうというダイエット方法を見たことがあります。

好物（例えば天ぷらやドーナッツなど）の写真やイラストに青い色を塗って、好物＝まずそうという自己暗示をかけるテクニックも流行ったことがありますね。これを繰り返すと、「食欲＝抑えつけるべきこと」と感じるようになり、「美味しく感じる」

力が弱まります。

美味しく感じないと、胃腸の動きが悪くなり、カロリーを代謝する力がどんどん弱まります。**食欲を抑えるクセをつければつけるほど、逆に太りやすい体質になります。**食べ物を「美味しい！」と思えない、こういったダイエット法はおすすめできません。消化酵素が出ない、やせにくい体質に根本から変えてしまうからです。

自分の食欲や、自分の体調に耳を傾けましょう。

「食べたいものを食べられて幸せ！」「美味しいなあ！」と感じる。するとカロリーを燃焼させる胃腸が動き出し、消化液が体内から溢れ出します！

心も体もリラックスすると胃腸の動きも活発になり、消化吸収力・排出力が上がるため太りにくくなります。

体って本当に面白くできていますよね。食欲を解放して、美味しく楽しく食べることがダイエットの近道。

毎日の食事をとことん楽しむことが、やせる王道です！

10

朝食抜き、夕食抜きで、老化して太る理由とは？

一日3食が健康的と言われていますが、それは胃腸を一日3回は動かしたほうがいいということです。

入院して寝たきりになると、たった1週間くらいでも足の筋肉はあっという間に細くなります。筋肉は使わないとすぐに衰え、老化します。胃腸も同じです。

胃腸の7割は筋肉でできていると書きましたが、忙しくて食事を抜いたり、ダイエットのために食事を抜くと、胃腸の筋力や消化能力がどんどん落ちて、太りやすくなります。胃腸を使わないと胃腸の筋肉が落ちて、老化しやすくなり、カロリー燃焼量も落ちますので、どんどん太りやすくなるという悪循環です。

食事をすると体がぽかぽかと温かくなりますよね。「食《しょく》事《じ》誘《ゆう》導《どう》性《せい》熱《ねつ》産《さん》生《せい》」と言って、胃腸の筋肉が動き、体内でエネルギーを燃焼させている証拠です。運動して、カロリーを燃焼させるのと同じ状態です。「食べる＝太る」ではなく、「胃腸を動かして食べたものを燃焼させる」ことです。つまり、食事は運動（体内エクササイズ）なんです。

一日3食きっちり食べて胃腸の筋肉を使って初めて、しっかりカロリーを燃焼させるサイクルが生まれます。

一日３食、しっかり食べている人は、やせられます！

主食を抜くと、
炭水化物の割合が減り、
たんぱく質、脂質の
割合が増えて、
太りやすくなります

一日3食食べて、太らない人

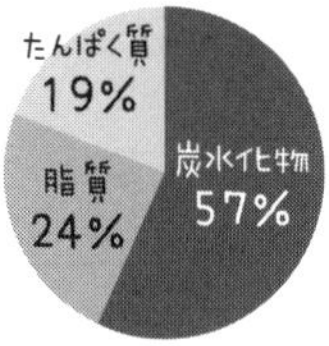

08:00　**朝食**
お茶碗1杯のご飯、豆腐のみそ汁、卵、漬物

12:00　**ランチ@定食屋**
お茶碗1杯のご飯、ワカメのみそ汁、
豚肉生姜焼き、千切りキャベツ、漬物

16:00　**おやつ**
クッキーやコーヒー。
ダイエット中だったら、
おにぎりやゆで卵、ナッツ

20:00　**夕飯@焼き鳥屋**
鳥串焼き5本、
枝豆、ビール2杯
お茶碗1杯のご飯、もやしのみそ汁

Point!
昼食から8時間以上たってから、
夕食を食べるときは、
空腹を感じたときにおやつを
食べてもOK！　がまんしすぎず
間食したほうが、血糖値の急上昇を
抑えられ、夕食の吸収率を
抑えられるからです。

3食合計　2163 キロカロリー

**カロリーは摂っていても、毎食お米をしっかり食べているから、
ほぼ炭水化物60%、たんぱく質15%、脂質20～25%の、カロリーを
燃焼させやすいバランスを保っているので、太らない食べ方です。**

一日2食で太っていく人

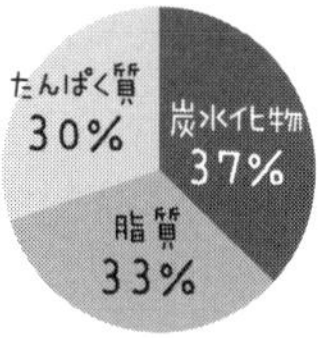

08:00　**朝食抜きか、コーヒーとパンのみ**

12:00　**ランチ@蕎麦屋**（天ぷら蕎麦）

22:30　**夕飯@焼き鳥屋**（つまみは上記と同じ。
ご飯とみそ汁はなし）

3食合計　936 キロカロリー

**カロリーは抑えているけど、お米が少なく、おかずが多すぎて、
たんぱく質や脂質の割合が大きい(＝カロリーを燃焼しにくい)ので、
太りやすい食べ方です。**

11

23時～2時の間に眠っている人は、若返りながらやせやすい

睡眠をきちんと取ることは、とても手軽なダイエット法です。

逆を言えば、睡眠不足はとても太りやすいということです。

ところが、10時間以上の長すぎる睡眠も自律神経を不安定にして太りやすいので、寝すぎにも注意です。

特に23時〜2時の時間帯は、全身の新陳代謝を促す成長ホルモンが出るので、この時間に眠っていると、やせやすくなります。遅くても24時には寝るのがおすすめです。

よく寝ると体の疲れが取れるように、よく寝ると胃腸やホルモンの働きもよくなり、消化液がよく分泌されるので、やせやすくなります。

成長ホルモンの働きで、よく寝ると脂肪が燃えやすくなるだけではなく、食欲が抑えられます。

また、夜きちんと寝ると自律神経のバランスが整い、日中に摂った食事を効率的に燃やしてくれます。

12

よく笑い、よく話す人はやせやすい

たくさんの方をサポートしてきて感じるのは、ダイエットは「気持ちが大事」ということです。前向きで明るい人は、結果が早く出やすいのです。

よく笑うと、内臓の働きが高まります。人間の体は一枚皮なので、口が動いたり、足が動いたりすると内臓も動きます。全身を動かすと血行がよくなり、酸素が行きわたり、ホルモンや酵素の働きも抜群によくなります。特に、大笑いすると、快感物質であるβエンドルフィンというホルモンが出て、リラックスして、やせるホルモンのバランスがよくなると言われています。食事は好きな人と楽しむと、やせやすいのです。

意識や言葉は、ダイエットに大きな影響を与えています。ネガティブな言葉は、代謝も含めてネガティブな流れをつくります。「太りそう」と言うと、本当に太りやすくなってしまうのです。

口角を上げるだけで、脳は「笑った！」と錯覚して、ストレスホルモンが減るという実験もありますので、朝、鏡を見たら笑顔をつくってみたり、日中お手洗いで鏡を見たら笑顔をつくってみたりしてもいいでしょう。そのくらい人間は単純なのです。

笑顔とポジティブな言葉を意識的に使うだけでいい流れになります。「美味しい！」「楽しい！」を口癖にすると、自然とやせていきますよ。

13

「ウエスト58センチ」のメリハリボディは、夜、大きな鏡でつくられる

なんと言っても一番重要なのは「やせた後の自分」です！

やせた後の自分がはっきりイメージできる人ほど、結果が早く出ます。具体的なほど、いいですね。「やせて、顔が若返って最高！　肌がキレイですねと言われて、嬉しい！」「仕事ができそうだね、と言われて、思わず笑顔で返してしまった」など、やせた後の自分を思いつくままにイメージしてみてください。

ダイエットはつらいことではなく、楽しいことです。**自分の容姿が変わると、気持ちも行動も変わり、恋愛や結婚、仕事だって大逆転が可能です。どんどんやせて変わっていく自分が面白くないはずがありません！**　ダイエットはセクシーで引き締まった体に変わる、人生への投資です。より魅力的な自分になるために一歩一歩階段を上がっていく自分を感じると楽しくなるはずです。でも、残念なことに自分自身の変化に鈍感な人が多いんです。せっかく変わっているのに気づかないのはもったいない。

夜お風呂に入るときに、大きな鏡で全身を見ながら、自分が目標に少しずつ近づいていることを感じましょう。体重より、肌や髪のつや、お腹まわり、メンタルや疲れ方など、数字に表れないところに注目。そして、目標に向けて頑張っている自分をほめてあげましょう。ストレスが消えて、ホルモンの働きもよくなります。

STEP 3

この食べ物で、お腹からやせていきます!

……人生の「毒」になる食べ物
スーパー、お店の裏側

14

ダイエット・サプリは効きません！
やせる詐欺薬に注意してください

サプリメント開発をしていた頃、「何も栄養が入っていないサプリメント（偽薬）」と「有効成分が入っているサプリメント」の2種類でモニター比較をよく行いました。

有効成分が入っていないことは被験者には知らせないのですが、偽薬を飲んでいる人の3割くらいの人には効果が表れることがあります。

これはプラシーボ効果と言い、人間の意識や思い込みは体まで変えてしまうほどの力があるために起こる現象です。昔から「鰯の頭も信心から」なんて言いますよね。

サプリメントはその点で効果があると言えますが、ダイエットを謳ったもので健康的で効果があるものは、残念ながらとても少ないです。

特に、食べた後に飲めば「炭水化物をカット！」「摂ったカロリーをなかったことにする！」「脂質だけを包み込んで排出する！」という吸収阻害のダイエット・サプリは健康被害も多いので注意してください。

代謝が悪くなって太りやすい体質になったり、必要な栄養を吸収できなくて栄養欠乏症を引き起こすこともあります。サプリメントの成分によっては肝臓に負担がかかるものもあり、病気になることも。長く飲み続けるのは、おすすめできません。

15

ゼロカロリー食品で「冷えたデブ」に。人工甘味料で、「甘いもの依存症」に？

ゼロカロリーやカロリーオフの食品や飲料、お菓子は世の中に溢れています。「カロリーがないから健康的」「ゼロだから安心！」と、盛んにPRされていますが、ちょっと待ってください！　**ダイエットのために選択しているゼロカロリーの人工甘味料は、砂糖よりもダイエットの敵になる可能性が高いのです。**

人工甘味料の多くにはエネルギーがありません。ゼリー飲料などはゼロカロリー食品が多く、その名のとおり熱量がない食品なので、体を燃焼させないどころか、逆に冷やす作用があり、冷え体質をつくります。

また、人工甘味料には甘さを感じるセンサーをごまかす作用があります。脳は甘さを感じるのに必要な糖分が満たされないことで、脳と体にズレが生じ、**甘いものへの依存心や中毒性が高まり、甘いもの依存症になりがち**と言われています。**人工甘味料の摂取が多い人のほうが肥満度が高い**という統計もあります。

また、甘いものに鈍感になる味覚障害を起こしがちなので、摂りつづけるともっと甘いものが欲しくなってしまいます。つまり、**ダイエットのために人工甘味料を選んだほうが、太りやすい体質をつくってしまうということです。**

ダイエットや健康のために人工甘味料はできるだけ避けましょう。

16

良質な「油」と「お米」で
うるうる美肌に！
女性ホルモンも整います！

油はダイエットの敵だと思われがちですが、大きな誤解です！「質」が悪い油はダイエットにも健康にも敵ですが、「質」のいい油は大きな味方です。

外食も加工食品も値段を落とすために、どうしても安い人工的な加工油脂を使いがちです。人工的な加工油脂は、マーガリンやショートニング、コレステロール値を上げにくいとうたわれている健康油にも入っていて、細胞の質を悪くし、代謝を下げます。

こういった質の悪い油を摂り続けると、脂肪が燃焼しづらい体質になりがちです。

ダイエットをする人に選んでほしいのが、体の代謝を上げる良質な油（エクストラバージンオリーブ油や圧搾したごま油など）です。私はお米を炊くときに小さじ1杯のオリーブ油を入れます。便秘改善には適度な油が必要ですし、潤ったハリのある美肌にも油は欠かせません。油がホルモンをつくるため、良質な油は女性ホルモンの質も高めてくれます。

あまり知られていませんが、**もちもち肌のためには、パンよりお米がおすすめ。小麦は乾燥地帯の食物なので乾燥肌をつくりやすく、お米は湿度の高い地域の食物なので肌の水分量を上げる特徴があります。**

女っぷりを上げるには、「良質な油とお米」は欠かせません！

17

家で作るサラダなら、ヘルシーです

「野菜を食べる」とやせられることを知っている人は多いのですが、「野菜の食べ方」によっては、太りやすくなるので、注意してください。

外食のサラダやスーパーのカット野菜は切ってから時間が経っていて、切り口から、脂肪を燃焼・排出するビタミンやミネラル、食物繊維といった栄養素が流出してしまっています。また、**市販の生野菜サラダは、ドレッシングの油の量が増えて太りがちなので、できるだけ自宅で脂肪燃焼効果がしっかりある栄養たっぷりの作りたてサラダを食べましょう。**

自分で作れば、油の種類や質も選べます。オリーブ油、塩、こしょう、ビネガー（レモンなど柑橘類を搾っても美味しい）を野菜に直接かけるだけでOK。シンプルに野菜の味を感じて食べてみてください。

ただ、生野菜ばかりを大量に食べると体を冷やしやすく、野菜の種類も偏るので加熱する食べ方も大切です。一番のおすすめは、みそ汁に旬の野菜をたっぷりと入れて食べることです。みそは体を温めてくれて、野菜の栄養とあわせて代謝UPが狙えます。

野菜は大切ですが、代謝を上げるには炭水化物やたんぱく質が必要なので、野菜ばかりの食卓ではやせられません。あくまで野菜は食事の脇役と覚えておいてください。

18

胃薬を飲むより、お米とレモンで、消化液不足を解消しましょう

日本人は、胃薬好きです。**胃の調子が悪いと胃酸過多だと思って、胃薬を飲む方が多いですが、日本人には胃酸が少ない人がとても多く、約7～8割の人が胃酸不足とも言われています。**だから、胃酸を抑える胃腸薬（H2ブロッカーなど）は特に注意が必要です。胃酸が少なくて消化・排出力が落ちているのに、これ以上胃酸を抑えたら、胃痛が悪化します。胃痛はストレスが原因で引き起こされることが多いですが、なぜこれほど胃痛の人が増えたかといいますと、日本人がおかず中心の食生活に変わったことが大きな理由の一つです。

もともとお米を主体とした食事は胃の負担が少なく、**日本人の体質は、油や動物性たんぱく質、味の濃いものなど胃に負担のかかるものが苦手なのです。おかずが多すぎる食事が続くと、胃酸が足りず、消化が悪くなります。**胃腸力が落ちると、代謝が悪くなり、太りやすくなります。起床時に食欲がない方は、夜の食事がおかず中心な人が多いので、おかずを減らしてご飯を増やしましょう。**健胃・整腸作用があるお米や雑穀などの穀物をしっかり食べると胃腸力が上がるからです。また、お酢や、レモンなどの柑橘類や、梅干しなどの酸味は胃酸の代わりになり、消化を助けます。**胃痛の方は薬より、積極的にお米とレモンを活用してみてください。

19

便秘はヨーグルトでは治りません。牛乳でカルシウムを摂らなくてもいいんです

便秘改善に効くと言われている乳酸菌やヨーグルトですが、ヨーグルトを日常的に食べる人がこんなに増えているのに、便秘で悩む人は年々増加しています。

いいうんちを出すために一番大事なのは食物繊維なのですが、乳製品には入っていません。乳酸菌も全く効果がないわけではないのですが、乳酸菌だけでは便秘は解消しづらく、まずは食物繊維をしっかり摂ったうえで乳酸菌を摂ると、腸内細菌が動きだし便秘が解消されます。

便秘や肌荒れを解消したい人にはヨーグルトよりも、食物繊維を豊富に含んでいて、よくかんで胃腸を動かす力が強いお米、特に雑穀米がおすすめなのです。

お米には食物繊維以外に、食物繊維と似た作用のあるレジスタントスターチも豊富に含まれているので、便秘改善力が非常に高いのです。さらに雑穀の食物繊維は野菜よりも強力で、効果的です。よくかんで食べると胃腸がしっかり動くので、より効果を期待できます。便秘は肌荒れだけでなく、全身の疲れや大腸がんなどあらゆる病気のリスクになることもあるので、早めに治しておくのが肝心です。

便秘を解消する食物繊維を含んだ雑穀米をたっぷり入れて毎食しっかりと食べるとたいていの人は、早くて3日、長くても10日で便秘体質が変わります。

20

健康重視のお弁当が、太った人をつくる悲劇

厚生労働省が掲げた「一日30品目食べて健康になろう」を合言葉に、おかずの品数が多いほどバランスがいいというイメージが定着していますが、おかずの品数が増えると肥満になりやすい傾向があるため、２０００年からは、厚生労働省の指針から削除されています。テレビや雑誌では日々、「納豆が脳の血流を高める」「グレープフルーツがダイエットに効く」「乳酸菌が免疫力を上げる」などと伝えているので、あれもこれも取り入れたくなります。でも、**おかず（食材）を増やすと、どうしてもたんぱく質や脂質やカロリーが増えて、「炭水化物60％以上、たんぱく質15％、脂質20～25％」というカロリーを燃焼しやすいバランスから、たんぱく質と脂質がはみだしてしまい、太りやすい体質をつくります。**ダイエットをはじめると主食のお米を減らす人が多いのですが、良質な炭水化物は脂肪を燃やしてくれるので、減らすと太りやすくなるのです。幕の内弁当や豪華な外食といったおかず中心の食事やめん類が増えると太りやすくなるのは、お米が少ないからです。

「お米６割・おかず４割」のバランスが最もやせやすい栄養バランスです。体にいい食材を取り入れるのでしたら、この「おかず４割」からはみでない量を考えて、楽しみながら取り入れると、面白いほどやせていきますよ。

21

流通の裏側を知っているから分かる、食べてもいい食品の選び方

私は加工食品の現場から流通、飲食店の裏側まで見てきました。
スーパーで食品を購入するときのポイントは何でしょうか？

1　健康食品にお金を出すよりは、よく食べる日常食にお金をかけましょう

お米、みそ汁、卵、豆腐など日常的に食べる量が多い食材は特に「質」にこだわりましょう。例えば、お米や雑穀は鮮度を見ます。発酵食品は、自然の麹や酵母を使っているかどうか。卵やお肉などの動物性食品は、良質な環境で自然な餌を食べていたか。基本の食事にこだわると、数万円の健康食品よりよっぽど健康効果があります。

2　工場で加工されたものを減らしましょう

工場で大量に加工し、流通、陳列される食品は、効率化とコストダウン、流通のために様々な添加物を使います。添加物には、ビタミンやミネラルといった代謝を助ける栄養の吸収を阻害するものもあるので、できるだけ避けましょう。加工食品のめんやパンに対して、お米は無添加の自然食品なのでおすすめです。

3　旬と鮮度にこだわりましょう

野菜は収穫してから時間がたつほど、ダイエット効果の高いビタミンが減ります。できるだけ新鮮で栄養価の高い旬の野菜を選びましょう。

22

生姜紅茶もいいけど、冷え性改善には断然「ご飯」！

冷えはダイエットの大敵なので「体を温める」食生活を心がけましょう。

体を温める食材として生姜が有名ですが、生姜は燃料にはならないので、体を温める効果としては一時的なことが多いのです。生姜紅茶を飲むとそのときだけは体がポカポカしますが、すぐに冷えてしまうことがあります。そもそも燃料がなければ体温を上げられないので、お米を主食とした食事のように体温が上がる体質に変わることはありません。

冷え性を根本的に治すには、燃料となるカロリーをきちんと摂り、胃腸を動かして体内を運動させて体温を上げる食品を取り入れましょう。

冷え性は特に食べ物の影響が大きく、食べ物を変えると体温も変化します。

胃腸を動かし、体温を上げてくれる食品はお米です。体温が上がると、免疫力が向上し、血流もよくなるので、顔の血色がよくなり、肌ツヤも増します。

私自身、20代の頃はパンやパスタなど小麦中心の食生活で、低体温&ひどい乾燥肌でしたが、お米、雑穀中心に変えて、冷えと乾燥が全くなくなり冬でもコートと保湿パックがいらないほどになりました。

お米の冷え性改善効果は強力です！

23

腹八分目では太ります！

「満足いくまで食べる」とやせます。

腹八分目がダイエットや健康にいいからと言って、「もう少し食べたいけれど、やせたいから、ガマン」とか「物足りないけどガマン」と常に「ちょっとガマン」しているとストレスがたまります。すぐに小腹がすいて何かをつまみたくなります。つい余計な間食をするよりは、ご飯をしっかりと食べたほうがやせられます。

「やせるためには、どのくらい食べたらいいですか？」とよく聞かれますが、食べる量は自分にしかわからないのです。**「物足りないくらいがちょうどいい」という八分目ではなく、食後に「あー、美味しかった！　幸せ♪」と満足を感じるぐらいが、やせる食べ方の目安です。**

「あ～苦しい。マンプクだー」は、食べすぎです。

自分の体の声にしっかりと耳を傾けて「胃腸の調子が悪い」「あまり食欲がない」と思ったら軽めにし、食欲があり、お腹がすいたときはしっかり食べましょう。

胃腸がもたれて動きが悪いときは太りやすく、胃腸が元気でぐいぐい動いているときはたくさん食べても太りにくいのです。活動量によってもお腹のすき具合は変わります。自分の体の声に従うと、ダイエットにちょうどいい量を食べることができます。

24

炭水化物抜きダイエット&低糖質ダイエットで小太りデビュー?

炭水化物抜きや糖質制限ダイエットを始めると短期間で体重が減ることがありますが、全身の筋肉や代謝が落ちるので、顔の筋肉も落ち、肌ツヤが悪く、老けた印象になります。**「食べないダイエット」は筋肉から落とし、胃腸の消化・排出機能をいちじるしく低下させるので、長期的にも太りやすい体質になる、不健康なダイエットの典型です。**

筋肉は熱を生み出す大切な場所。筋肉が減ると熱を生みにくくなって体が冷え、代謝が下がります。食べないダイエットは太りやすい体質をつくるリスクだらけです。炭水化物抜きや糖質制限をしたために、ダイエット前よりも小太りになってしまった人が増えているのは、胃腸力が弱り、筋肉がやせほそったせいです。長期的に健康的にやせたいのだったら、「食べるダイエット」を始めましょう。

糖質制限ダイエットをしていた人が、このお米や雑穀を中心とした食べるダイエットを始めると一時的に血糖値が上がりますが、健康な人なら2週間続けると、体は適応力を発揮し、血糖値も安定しはじめます。

ただし、糖尿病の治療中の方は、かかりつけのお医者様にご相談ください。

STEP 4

外食が多い人のための、お腹やせ！

……ストレスを発散して、楽しく食べて飲むと太らない

25

外食やお酒を楽しんでいる人のほうが、太りません

ダイエットや健康の実現には「よく笑い、美味しく、楽しく、幸せを感じる食事」が欠かせません。毎日の食生活を味わい、楽しんでいる人は、太りすぎてしまうことはありません。

食事がストレスになってしまうと、ダイエットも病気の改善も結果が出にくいのです。ストイックにダイエットに取り組んでいた人が、気楽に考えだした途端に、みるみるやせていくケースをたくさん見てきました。

フィンランドの管理職男性１２２２人を追跡調査した研究では驚きの結果が出ています。健康診断をして生活習慣の指導をきちんと実行した人と、しなかった人の死亡率を比較すると、指導を実践しなかった人のほうが死亡率が低かったのです。無理して生活習慣を変えたストレスが強かったからではないかと考えられています。

健康もダイエットも楽しんだほうがうまくいくのです！

好きな人と大笑いしながら食べるといつもより美味しく感じ、食欲が出ませんか？

これは気のせいではなく、代謝に変化が起こっている証拠なのです。リラックスすると唾液の分泌量が増え、胃腸の働きも活発になります。消化・排出力が高まるので、食べても太りにくいのです。

外食やお酒を楽しんでいる人のほうが、健康状態がいいというデータもあります。お酒を飲むと楽しくご機嫌になって食事を楽しめるなら、「百薬の長」になります。

胃腸はとても繊細な臓器なので、メンタルの影響を大きく受けます。

私もお酒はほぼ毎日飲んで、食事を楽しみながら体型をキープしています。

首都大学東京の星旦二教授の研究チームが都市高齢者1万3000人を3年間追跡調査したところ、男性は「ほぼ毎日飲む」人の生存率が高く、女性は「週1～2回飲む」人の生存率が高いという結果でした（『ピンピンコロリの法則』ワニブックス）。**そして男女ともに、「お酒はほとんど飲まない」人が一番生存率が低いのです。**

体質的に合わなかったり、過度なアルコールは、よくありません。ただ、実験をしてみると、多少飲んでいる人のほうが長生きする傾向があるのです。**だいたい日本酒で2合か、缶ビール3本までを目安に楽しみましょう。休肝日は連続した2日が理想的です。楽しくお酒を飲んでいる時間は、笑いが生まれたり、お店での人との交流によって刺激を受けます。そういった適度な刺激が、健康や消化にいい影響を与えます。**

「楽しく飲んで、元気に食べる」――ダイエットにも健康にも大事なことです。

よく笑い、美味しく
楽しく幸せを感じる
食事が
ダイエットを
成功に導きます!

26

お酒のおともに「ネバネバ、豆、緑、きのこ」——肝臓を労《いたわ》ると、やせやすい

お酒は上手に飲めばダイエットに効果があります。肝臓と胃腸に負担をかけない、おつまみ選びにやせる飲み方のコツがあります。

1　ネバネバ系：胃腸の粘膜を守る力〈ビタミン、ミネラル〉
とろろ、オクラ、納豆、海藻類（もずく、わかめ、昆布）、なめこ、モロヘイヤ

2　豆・大豆：肝臓の再生を助ける〈植物性たんぱく質〉
枝豆、大豆、スナップえんどう、いんげん、豆腐、湯葉、納豆、豆乳、みそ

3　濃い緑・海藻：代謝力アップ〈ビタミン、ミネラル〉
ほうれん草、小松菜、ブロッコリー、グリーンアスパラ、オクラ、にら、ひじき

4　きのこ：デトックス力〈食物繊維〉
しいたけ、しめじ、まいたけ、えのき、エリンギ、なめこ、マッシュルーム

まず、この4つのなかからおつまみのいくつかを注文して、しばらくお酒を楽しんでから、好きなお肉やお魚を注文しましょう。注文のしすぎを防げます。

最後は、脂肪燃焼効果があるシメのご飯を忘れずに頼んでください！　白米では脂肪を燃焼する栄養が足りないので、雑穀ご飯を注文できるお店だといいですね。かまずに流し込んでしまうお茶漬けより、胃腸を動かすおにぎりとみそ汁を頼みましょう。

27

やせている人ほど、大盛りを頼んでいるのはなぜ？

外食を楽しむなら、カロリー燃焼バランスのいい「定食」がおすすめです！　豚肉生姜焼き定食や焼き魚定食など、おかずは好きなものを選びましょう。

一般的な定食は「ご飯、味噌汁、小鉢、おかず」の4皿。このとき、カロリーを燃焼してくれる**「ご飯6割・おかず4割」**のバランスだけ気にとめましょう。

外食はおかずのボリュームが多いので、大盛りご飯にするか、おかずを少し残すくらいで「6対4」のバランスになります。

ところで、定食屋100軒くらいに聞いたところ〝ごはん大盛り〟を頼むのは、断然やせ型の人だそうです。でも、そのやせ型の人に早食いは少なく、メタボ型で大盛りご飯を頼む人は早食い傾向がありました。早食いの人は噛まずに飲み込んでいるので、胃腸のやせスイッチがONにならず、太りやすいのです。

早食いを防ぐコツは「お皿を増やす」ことです。例えば、牛丼を牛皿定食にするだけで食事時間は長くなります。**お皿が多いほうが早食いを抑えられます。丼ものなど一皿料理より、4皿あったら4皿を交互に食べるほうが早食い防止効果があり、そしゃくも増えます。定食はお皿の数が多いので、自然と「よくかむ」「ゆっくり食べられる」からやせられる食事スタイルと言えます。**

28

ハンバーグより、ステーキがおすすめ

ハンバーグ定食よりも、ステーキ定食がおすすめです。
餃子定食より、生姜焼き定食がおすすめです。
メンチカツ定食より、豚カツ定食がおすすめです。
ポタージュスープより、ミネストローネがおすすめです。

似たような料理でも太りやすさは違います。素材の元の形があるもののほうがダイエット効果があります。

例えばお肉の場合、ひき肉にすると元の形がなくなって軟らかくなるのでかむ回数が少なくなり、早食いしやすい傾向があります。ステーキのようによくかむ料理のほうがいいのです。お肉は厚みがあるほどかみごたえがあり、ダイエットに効果的です。また、ハンバーグや餃子といった加工食品には、代謝を助ける栄養を阻害する添加物が使われることもあり、そういう意味でも加工が少ないメニューがいいですね。

野菜は少し大きめ、少し固ゆでが理想的です。かみごたえがあると、そしゃくするから胃腸のスイッチがONになります。また、素材の味も感じやすくなり、少ない調味料で美味しく食べられるようになります。

29

豚カツを食べても太らない食べ方は、こんなに簡単です

豚カツ定食や唐揚げ定食は美味しいですよね。ダイエット中でも揚げ物が食べたくなったら、食べましょう。豚カツ定食を食べても太らない食べ方を教えます。

カロリーを燃焼する栄養バランスは「炭水化物60％以上、たんぱく質15％、脂質20〜25％」です。例えば豚カツ定食は、脂質の比率が45〜60％と高め。豚カツ定食をやせる理想の栄養バランスにするためには、豚カツを半分にして、ご飯を大盛りにすると、脂質は25％くらいに、ぐっと減ります。

でも、1回の食事のバランスが悪いくらいでは太りませんので、ランチに豚カツ定食を食べたら、夕食はおかず少なめにするといいでしょう。お米の脂質は約2％と少ないため、お米をしっかり摂っておかずの比率を下げれば、カロリーを燃焼する栄養バランスが整いやすいのです。

例えば、2泊3日のご馳走三昧温泉旅行に行くと、おかずの多い食事で脂質の比率が高くなり、胃腸が疲れて動きが悪くなるので排出力も落ちて、太りやすい体質になります。でも旅先では思いっきり豪華な食事を楽しみ、戻ってから3日間、お米＋みそ汁生活をすれば、やせやすい体質に変わることができます。

やせたいと思ったらお米＋みそ汁生活です！

30

「よくかむ」薄味の食事で、脂肪燃焼スイッチが入ります

基本的には「炭水化物60％以上、たんぱく質15％、脂質20〜25％」というカロリー燃焼栄養バランスさえ守っていれば、どんな外食でもダイエット食になります。

ただ、できるだけ注意してほしいのが、消化・排出力を高めるために「よくかむ」ことです。舌は味を感じると、反射的に飲み込む性質を持っているので、味が濃い食べ物はそしゃくせず、飲み込んでしまいがちです。そこで、お米や雑穀を主食にすると、濃いおかずと一緒に食べても、よくかむようになります。

ご飯とおかずを口の中で混ぜ合わせて食べることでそしゃくが増え、唾液中の酵素が働いて消化・排出力が高まります。これは「口中調味《こうちゅうちょうみ》」と言って、日本人の健康を支えてきた食べ方です。ところが最近は「口中調味」せず、おかずばかり先に食べる人が増えています。この「ばっかり食べ」はそしゃくの回数が減り、太りやすい食べ方。みそ汁や野菜から手をつけ、おかずとご飯は同時進行する「三角食べ」がおすすめです。

お寿司は世界的にヘルシーフードのイメージがありますが、パクッと口に入れてほとんどかまずに飲み込んでしまうので、かむ回数が少ない早食いメタボメニューです。酢飯に塩分と糖分も多いので、ダイエット食にはなりません。時々の楽しみにしましょう。

31

外食でやせたいなら、このお店！
そのお店、店内調理していますか？

ダイエット中は、どんなお店を選んだらいいでしょうか？

1　店内調理しているお店を選びましょう！

お店で作っているのが当たり前だと思うかもしれませんが、最近の飲食店は加工済み食品を使っているところがとても多いんです。工場で途中までの半加工をし、最終工程だけお店の厨房で調理します。コストダウン&効率化&誰が作っても同じ味や品質を提供できるようにするためです。

遠くの工場で作られ、運搬&保存するために冷解凍を繰り返した加工食品は、食材の栄養や旨み、酵素が減っています。添加物や化学調味料も多くなりがちです。外食メニューには使用原材料の表示義務がないため、何が使われているのか見えません。こうした加工食品ばかり食べていると、代謝が悪くなり、太りやすく、疲れやすくなります。

あるファミレスチェーン店では、厨房にまな板も包丁もないことをアピールしていました。「工場で衛生的に処理された野菜だけを使っています」というコメント。工場で消毒殺菌された野菜は確かに「衛生的」かもしれませんが、「健康的」ではありません。カットしてから消毒し、何度も洗浄すると野菜の切り口から栄養や旨みがどんどん流れていきます。野菜の形はしていますが、栄養はスカスカの抜け殻状態。こんな野菜を山盛り食べてもダイエット効果は薄いですね。

お弁当屋さんでも、ちゃんと手作りしているところは残念ながら少ないです。何度も使って酸化した油で揚げた冷凍ものや、業務用パックに入ったお惣菜を「手作り弁当」として弁当容器に詰めているだけのところもあります。食べてみて、素材の旨みを感じられなければ、そのお店は控えましょう。

2　店長や経営者の志が感じられるお店を選びましょう！

いい加減なお店が多い中、個人的に応援したいのが、定食屋チェーンの「大戸屋」と、おにぎり屋の「おむすび権米衛」です。

仕事を通じて、多くの飲食店と交流があり、裏側を見てきましたが、チェーン店でありながら、素材にこだわり、店内調理をきちんと行い、お客さんの健康を意識しているお店は、残念ながらそう多くはありません。大戸屋は、できるだけ家庭に近いスタイルを目指し、注文を受けてから作りはじめるスタイルが大きな魅力です。

どちらも、経営者が本気で、**「日本の食生活を変えたい」「お母さんが作るような愛情深い食事を提供して、健康を維持してもらいたい」**と思っています。**飲食店は、そ**

のお店の店長やオーナーの考えが反映されますので、お店の理念やコンセプトを調べてみると意外な発見があるかもしれません。

大戸屋でイチオシなのは、地味な存在ながら胃腸力を上げる**「大根おろし」**です。焼き魚の添え物として提供される大根おろしですが、大根おろしのビタミンや消化酵素、辛み成分などはおろして時間がたつと効果がどんどん失われる性質があります。

外食やコンビニでは工場でパック詰めされた大根おろしが多く使われていますが、大戸屋は注文を受けてからおろしています。

おむすび権米衛のお米はすべて特別契約栽培で、生産者から直接仕入れています。店長をはじめアルバイトも含めた全従業員が参加して、田植えから稲刈りまでお手伝いしている愛情のかけようです。**「精米したて」「炊きたて」「むすびたて」**と作りたてにこだわっているので、素材の味が感じられて、とても美味しいです！

3　質のいいお米が食べられるお店を選びましょう！

大戸屋もおむすび権米衛も、質のいい白米や消化よく工夫した玄米や五穀米などを提供しています。

32

食べる断食道場へようこそ！
食べすぎたら、お待ちしています

お米や雑穀中心の食事を始めたのに、なぜかやせない……という人が、一定割合でいらっしゃいます。**ダイエットは、意識が大きく関係しています。「たくさん食べたら太る」「ご飯を食べたら太る」と思い込みながら食べていると、雑穀ご飯を食べていてもやせられない人がいるのです。**

こういう場合、食べるダイエットの専門家と1時間話すことをおすすめします。あなたがやせたい目的意識を一緒に整理したり、食事がいかに心と体をつくる大切なことなのかを一緒に感じていく時間です。

私が代表の日本健康食育協会が監修している食べるダイエット「若玄米リセットプログラム」は満足いくまでご飯を食べてＯＫですが、排出効果が高い若玄米の力で効果は断食レベルなので、食べる断食道場と呼んでいます。

結果を早く出したい人、結果がなかなか出ない人や専門家と相談しながら安心してダイエットしたい人は、ぜひお気軽に足を運んでください。日本中でダイエット講座やランチ会を開催しています。

●「食べる断食道場」若玄米リセットプログラムの問い合わせ先
Webサイト http://www.shoku-ld.jp/reset
電話：03-5919-7335　9時〜18時（土・日・祝日除く）
住所：〒160-0006　東京都新宿区舟町8-2石橋興業舟町ビル3階

STEP 5

「やせる」食べ物＝「強い心と体」をつくる食べ物

砂糖はヒステリックな人をつくり、お米は穏やかな人をつくります

……あなたは「食べたもの」のように
なります

33

食べ物は、体重から体型、
性格や人生まで変える力があります！

ここまで、「お腹からやせる食べ方」を紹介してきました。
あなたが取り入れやすい方法から、ぜひ実践して、やせる喜びを実感していただけたらと思います。

「お腹からやせる食べ方」を実践すると、全身の細胞が生まれ変わるので、肌荒れや心の不調まで改善すると書きましたが、実は、**食べ物ひとつで人生そのものまで変えてしまうことができます。**もし、あなたが、今日から食べるものを変えると、体の内側から細胞レベルで「あなた」は変わります。

肥満の方は味が濃く血糖値を急上昇させる食品を好み、不安定なメンタルを持つ傾向があります。ファストフード&コンビニ食の生活をおくっている人は、質の悪い炭水化物や、たんぱく質、ビタミン、ミネラル不足と添加物や化学調味料の摂取で代謝が鈍くなり、顔色が悪く、疲れやすくなります。

早食いでよく嚙まない人は胃腸の動きが悪く、下腹がぽっこり出ています。甘いものが大好きな人は、気持ちが沈んだりイライラする傾向があります。

体質は、十人いたら十人違いますが、2万人の食生活と生き方を聞いていると、「メニューの選び方」ひとつで、体型や仕事ぶり、性格が変わってくると実感します。

例に挙げた方たちは、皆、本書で紹介している食べ方（心と体の声に耳を傾けて食事を選ぶ、カロリーを燃焼させるためによく噛む）や食事内容（主食をきちんと食べる、炭水化物・たんぱく質・脂質のバランスを考える、血糖値がゆるやかに上がる食品を選ぶ）などを実践して、理想的な生活や性格に変わっていくことができました。

食事を改善すると、体の変化より気持ちの変化が早く表れることがよくあります。

食事は「見かけ」だけでなく「性格」「思考回路」「行動」などを大きく変える力があります。食べ方や食事内容を工夫するとダイエットが成功するばかりか、人生まで変わっていくから、食は面白いのです。

細胞は常に生まれ変わっています。

約60兆個の細胞でできている人間の体は約6年周期で変わると言われています。物質的には、あなた自身は6年で全く別人なのです。

細胞はいっぺんに変わるのではなく、少しずつジワジワと変わっていき、全体が変わる目安が6年です。肌も、神経伝達物質も、脳の細胞も、この6年で食べたものの結果だと思ってください。

心にも代謝があり、お米を食べている人は穏やかな性格になり、甘いもの好きな人はヒステリックになりがちというのは、食べ物があなたの細胞を作っているからです。食べ物の好みと性格は、栄養学的に一つひとつ説明ができます。

「君がどんなものを食べているか言ってみてください。君が、どんな人か当ててみせましょう」と言ったのは、フランスの食通ブリア＝サヴァランですが、食べ物の好みと性格は、深い関係があることが分かっています。

食事を変えて、性格の変化を感じるには1週間で十分です。さて、具体的に何をどう食べると、強いメンタルを作れるかに話を進めましょう。

細胞の生まれ変わる周期

口の中の細胞	約2日
白血球	約5日
胃・腸	約5日
心臓	約22日
肌	約28日
肝臓	約60日
筋肉	約60日
骨	約90日

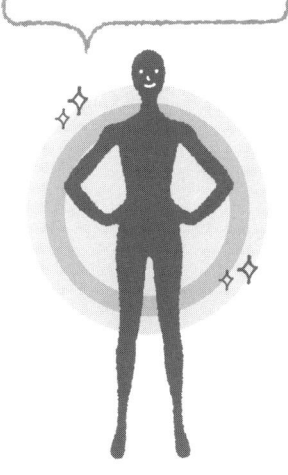

34

お米を食べると情緒が安定し、肉を食べるとアグレッシブになります

あなたが食べたものが、あなたの心までもつくっています。

例えば、お米を食べると情緒が安定し踏ん張りがきくようになり、肉ばかり食べるとアグレッシブ（攻撃的）になる傾向があります。

お米を食べると、セロトニンという精神的な安定を促す神経伝達物質が分泌されるからです。お米をきちんとかんで食べると、血糖値はゆるやかに上がり、その後ゆるやかに下がるので、体温もメンタルもゆったりと動き、安定した気持ちと持続する集中力、精神力をつくってくれます。

タフな毎日をおくる方には、ぜひともお米を主食にすることをおすすめします。特にビタミンやミネラルが豊富な雑穀ご飯を主食にしたら、心も体もタフになります。朝食だけ雑穀ご飯にしたり、ランチにおにぎりで持っていくのもおすすめです。

お米がいいと言っても、お昼に牛丼をあまりかまずに食べるときちんと消化吸収できず、排出力も、代謝力も落ちてしまいます。早食いすると、血糖値は急上昇&急降下し、体脂肪も増えます。早食いはくれぐれも控えましょう。血糖値が急上昇すると眠くなるので、午後の会議で眠くなる人は、ランチをゆっくりかんで食べると、眠気が減ります。

忙しい毎日をのりきるために、おかずに適度にお肉を食べることもおすすめです。

肉を食べない菜食主義者もいますが、あまりにも徹底して菜食を貫く生活を続けると、新陳代謝が悪くなり、肉体的にも精神的にももろくなります。元気をつくるドーパミンやノルアドレナリンといった神経伝達物質が作用するには、動物性のたんぱく質が効果的だからです。菜食主義者は、たんぱく質不足で肌の血行が悪く乾燥しがちで、髪も潤いがなくなる傾向があるので、見た目を美しくするためにもお肉は効果的です。

主食のお米とみそ汁を基本に、魚や肉、卵やお豆腐といったたんぱく質をきちんと食べることで、細胞は代謝していきます。代謝が落ちれば、体は古い細胞のままですし、心も元気になりません。

やせる食べ方は、強い心もつくってくれます。

元気でイキイキとした毎日を送るためには、魚や肉、卵、豆腐といったたんぱく質は欠かせません。そして、たんぱく質を効率よく使うには炭水化物であるお米も欠かせません。

元気をつくるご飯の基本となるのは、お米（雑穀米）と野菜たっぷりのみそ汁と良質なたんぱく質（おかず）です。この基本の食事を忘れないでおきましょう。

お腹からやせる食べ方は、
お米とみそ汁を中心とした
栄養たっぷりの美味しい食事

同じ食事が、
タフな精神力も
つくってくれます

35

砂糖はヒステリックな人間をつくります

栄養学的にも、2万人の食事カウンセリングをした経験からも**「お米＝安定したメンタルをつくる」**ことには確信を持っています。

逆に、**「甘いもの好きはメンタルが弱い」**と感じます。

ある実験では、落ち着きがなく集中力が続かない子どもは、あまりお米を食べておらず、砂糖が多い飲み物やお菓子を日常的に食べていることが分かりました。甘いもの（砂糖）は急激に血糖値を上昇&降下させるため、低血糖状態をつくります。これがイラッとする原因です。

この血糖値が下がったとき（低血糖時）が一番、大人も子どももキレるタイミングです。**血糖値が不安定だと食後3〜4時間後のタイミングで低血糖状態になり、イライラや寒気を感じたり、手が震える人もいます（甘いものを食べたときは1〜2時間後）。**これは、血糖値が急激に下がったときに、体が生命の危機を感じて、アドレナリンという、血糖値を上げる絶叫ホルモンを出すからです。

アドレナリンは興奮系のホルモンで、ジェットコースターに乗ったときにも出る気分を高揚させるホルモンです。アドレナリンが出すぎると、集中力がなくなったり、無気力感を覚えやすくなります。

イライラしたら甘いものを食べたくなる人は、甘いものを食べると、血糖値が急上昇&急降下してイライラするという悪循環に陥っています。**まるで依存症患者のようにイライラ病にかかっているのです。**

甘いものが好きな人は、ジェットコースター型血糖値&性格の傾向があります。気分にムラがあっては、毎日の生活で損をすることが多いはずです。

「でも、どうしても甘いものが食べたい‼」という人は、普段しっかりと「お米」を食べてみてください。この方法で多くの人がイライラをなくすことができました。

左のグラフのように、「お米」はゆるやかに血糖値が上がり、ゆるやかに下がります。持続力と安定力があるのです。

だから、普段しっかりお米を食べている人は、多少甘いものを摂っても、血糖値は急上昇しません。なだらかに安定します。

また、**「インスリンが出る＝体脂肪をつくり出す」**ことなので、甘いものを食べて急激にたくさんのインスリンが出ると、体脂肪が合成される量が増えます。

糖分の摂りすぎは「メンタルが弱くなる」「脂肪がつきやすくなる」……と、踏んだり蹴ったりなのです。

血液中のブドウ糖度(血糖値)を

急上昇させる「砂糖」は人のメンタルを弱くする

ゆるく上昇させる「お米」は人を穏やかにする

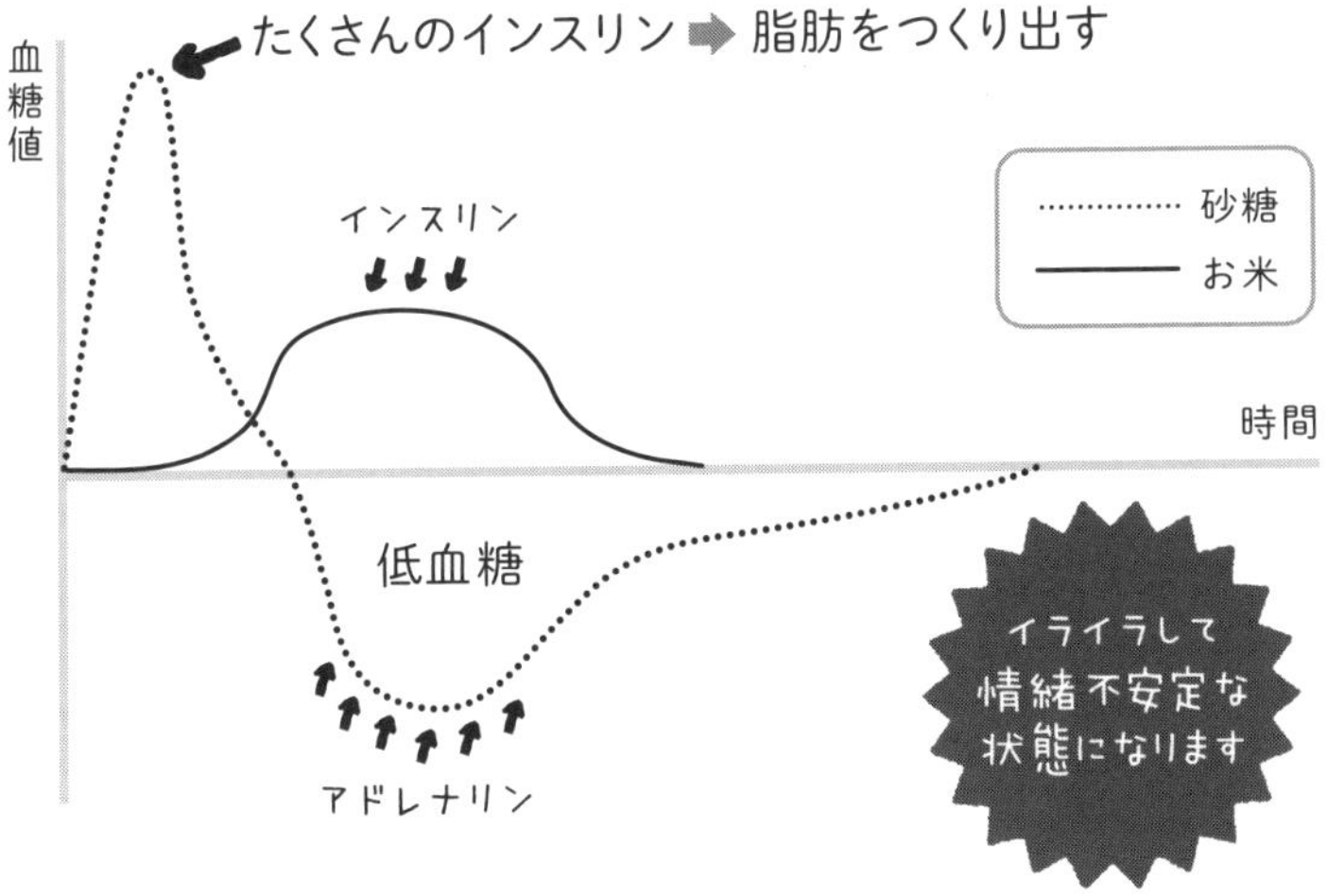

また、太るからとお米を減らしている人は甘いもの好きになる危険性があります。

体や脳のメインのエネルギー源は糖なので、糖の元となる炭水化物を控えると、脳は糖質不足を感じ、甘いものが欲しくなります。太りやすいからと炭水化物を控える人が増えているので、最近甘いもの好きが増えているように感じます。糖尿病患者にも甘いもの好きが目立ちます。お米を制限した結果、糖が不足してしまうからです。

私がアドバイスしているプロボクサーは、持久力や集中力が、あるタイミングでぷつっと切れるのが悩みでした。甘いものが好きだと言うので食生活を聞き出すと……減量のために炭水化物を制限していました。お米をしっかりと食べ始めたら、甘いものは全く欲しくなくなり、集中力、持久力が飛躍的に上がりました。実は、ボクシングジムに行くと、ロッカーにチョコなどのお菓子を常備しているボクサーは多いんです。

ストレスを抱えるサラリーマンにも甘党が増えていますが、**なんだか疲れが取れなくて……、甘いものがやめられなくて……、でもやせたくて……という人は、お米を食べると、一石二鳥で心と体の悩みが解決できます。**

お米は、
ちょっとやそっとでは
折れない心を
つくります

甘いものは、
テンションが上がりますが、
長期的には、
イライラする人を
つくります

36

野菜ジュースを飲む人は出世しません

健康を気遣って、市販の野菜ジュースを買っていませんか?

残念ながら、これらの飲料では健康になれません。

野菜ジュースはあくまでも野菜の搾り汁で、大切なミネラルや食物繊維の大部分は搾りかすのほうにあります。野菜そのものとは違うのです。

市販されている野菜ジュースの多くは、酵素処理や熱処理されているものが多く、本来の野菜の力はかなり失われています。代謝を促すビタミンやミネラルの力はあまり期待できません。加工の過程でも多くの栄養が損なわれています。

さらに市販の野菜ジュースのほとんどは濃縮還元タイプです。一度凝縮して水分を飛ばしたものを、再度水で薄めて作ったものです。計算上は100%ではありますが、本来の野菜の栄養が損なわれています。

野菜は液体にしてかまずに流し込むと、すぐに吸収されて、血糖値を急上昇&急降下させるので、甘いもののように、精神的に不安定になることがあります。イライラしがちな人は信頼を得にくいので、特にビジネスマンには、野菜ジュースをおすすめできません。

野菜ジュースは野菜がとれない時の補助ぐらいに考えましょう。

私は経営者向けの昼食会やカウンセリングも多く開催していますが、出世する人ほど、飲み物は**「お水」**を選んでいます。清涼飲料水や缶コーヒー、ジュースを選ぶ人はあまりいません。缶コーヒーは微糖タイプでもスティックシュガー約2〜3本分の砂糖が含まれています。レギュラータイプだと4〜5本分も含まれていて、大福餅1個、プリン1個に相当する砂糖を摂取してしまうのです。

無糖コーヒー以外は、缶コーヒーはスイーツだと思っていいでしょう。大事な人と会う前で気合を入れたいときに、気つけに飲むのはいいでしょう。ただ、日常的に朝に昼に息抜きに飲むのは、健康面でも、メンタル面でもおすすめできません。緑茶は体にいいと言われていますが、高濃度のカテキンが含まれている緑茶は胃腸の粘膜を荒らしやすく、消化吸収を悪くしますので、特に貧血の方は控えて欲しいです。

どんな方でも体は資本ですが、経営者は特に健康な肉体とアグレッシブな精神力を保つための食の知識は、ビジネススキルの一つだと思っている方が多いのです。**忙しい人ほど、効率よく仕事をするために、きちんと食事を摂り規則的な生活をしています。**

ある経営者から**「お米中心の食事に変えたら面白いほど疲れが取れるので、仕事もプライベートも、万全の状態で楽しめる」**とコメントを頂いたことは印象的でした。

**食の知識は、
ビジネススキルの
一つ**

仕事ができる人ほど、
清涼飲料水や缶コーヒー、
野菜ジュースは
飲みません

37

ストレスには、スーパーの安い食材が効きます！

野菜は「旬」のものを選ぶのがコツです。旬で鮮度のいい野菜はビタミンやミネラルといった栄養価が高く、何と言っても旨みや甘みがあって美味しいからです。しかも旬の野菜はスーパーで安くなっていることが多いですから、なおいいですね！

旬の野菜は季節に順応する体を作るためにも大切です。トマトやなすなどの夏野菜は体を冷やし、かぼちゃや大根、かぶなど冬野菜は体を温める力があります。季節外れの食材や環境の違う外国の物を食生活に増やしすぎないようにしましょう。

日常の食事は「お米＋野菜たっぷりのみそ汁を基本に、たんぱく質であるおかず（肉、魚、卵、豆腐）＋野菜」を中心にしましょう。

お腹からやせるだけでなく、多くの人が、勉強や仕事への集中力がアップしたり、穏やかな性格に変わっていくことを感じるでしょう。

雑穀ご飯や、天然醸造みそを選択すると、より効果的です。ポイントは、栄養素のしっかりと詰まった密度の濃い食材を選ぶことです。日常は、料理数を増やしたり手間をかける必要はありません。普段をシンプルにする分、時々、外食やご馳走を楽しみましょう。楽しい会話をしながら普段食べない料理や食材を楽しむと、胃腸がよく動き、ダイエットにも健康にも効果的です。

38

さびない脳をつくる！
朝ご飯、困ったら卵かけご飯

朝食抜きは、ダイエットの敵です！
朝食を摂らないと、体温が上がりにくく、その日一日のカロリー消費量が少なくなるだけでなく、健康の要である胃腸が活性化しないからです。忙しい朝に食事を作る時間がない人には、卵かけご飯か納豆ご飯がおすすめです。

卵は、お米と同様に完全食品と呼ばれるほど、人間の体に必要な栄養をまんべんなく含んでいます。脳や神経組織に必要なレシチンも豊富です。

卵は、昔は病気見舞いに使われていたほど、滋養のつく食品です。卵をそんなに習慣的に食べたら、コレステロールを増やすので体に悪いと思われていた時期がありましたが、なぜか間違って広まった常識です。毎日数個食べても大丈夫です。

卵にはさびない脳をつくる、9種類のアミノ酸がすべて必要量含まれています。メンタルを強くするお米に卵を合わせると、朝から脳に栄養がぐっと行きわたります。

卵かけご飯と納豆ご飯の注意点は一つだけ。かき込んで早食いしないこと。流し込むように食べるとほとんどかまずに飲み込んでしまいます。その防止のためにも雑穀ご飯にするのがおすすめ。かまずには食べられないため自然とそしゃくします。忙しい朝は、元気で楽しい一日をつくる簡単雑穀米卵かけご飯が味方になってくれます。

39

強いメンタルをつくる「定食ご飯」
——「食べる順番」が重要！

強いメンタルをつくりダイエットにも効果的な外食は「定食」です。

お米とみそ汁、おかずと副菜がセットになっていて、炭水化物、たんぱく質、脂質、ビタミン、ミネラルといった、カロリーを燃焼させる栄養が揃い、メンタルを安定させる理想的なバランスをつくりやすいからです。おかずはお魚でもお肉でも好きなものを選びましょう。3食連続豚肉など、同じおかずが続かなければ、どんなおかずでもOKです。違うおかずを選んでいれば自然と全体の栄養バランスがよくなります。

ここで重要なのが食べる順番です。**まず、温かいみそ汁を1〜2口、次にみそ汁の具の野菜・海藻や野菜メインの副菜から手をつけます。**唾液を促す酸味のあるもの（梅干し少々や酢の物など）も食事のはじめのほうに食べると胃酸が出て消化を助けてくれます。**はじめから消化に負担がかかりやすいおかずや油っぽいもの、ご飯を食べないことがポイントです。**誰でも運動する前にストレッチなどをするように、胃腸の受け入れ態勢をつくるという準備運動が必要です。

負担の軽い汁ものや野菜で胃腸をならしたら、あとはお米を中心におかずを一緒に食べ進めます。この**胃腸に負担をかけない順番で食べると、食事のカロリーが効率的にエネルギーに変わり、余分なものはきちんと排出されていきます。**

STEP 6

正しい姿勢ダイエットで、ハードな運動をしなくても、やせられます！

……むしろハードな運動をしないほうが、やせられるんです

40

「立つ」「歩く」「座る」を変えると、部屋の掃除だけでも、やせられます

ダイエットに、ハードな運動はいりません。

私が、特別なダイエット食品や特殊な食事法より、日常的に手に入りやすいお米とみそ汁をすすめるのは、無理せず一生継続できる方法だからです。一時的なダイエットでは、根本的に体を変えることはできないので、あまり意味がありません。

運動はリフレッシュや趣味として楽しむのはとてもいいのですが、体を動かすのがそれほど好きではない人には、ストレスになりがちなので、ハードな運動はすすめません。**日常の小さな行動を見直す程度でダイエットには十分効果的だからです。**

まず、大切なのは姿勢です。姿勢を正すと内臓が正しい位置に戻り動きやすくなるので、胃腸が力を発揮して太りにくい体質に変わります。姿勢を保つだけで全身の筋肉を使うので、日に日に引き締まります。正しく「立つ」「歩く」「座る」だけで、内臓が活性化し、お腹からみるみるやせていきます。一度習慣にすれば一生ものです。やせるのに、お金も時間もいりません！　今の生活に大きくプラスするのではなく、ちょっとだけ意識してみましょう。この3つの正しい姿勢が身につくと、「朝5分は部屋の掃除をする」「会社では階段を使う」だけでも、内臓が正しい位置に戻り、胃腸力が上がり、代謝しやすい体に変わっていきますよ！

41 「正しく立つ」ダイエットで、お腹やせ！

確実にやせられる立ち方！

！お腹に力を入れる

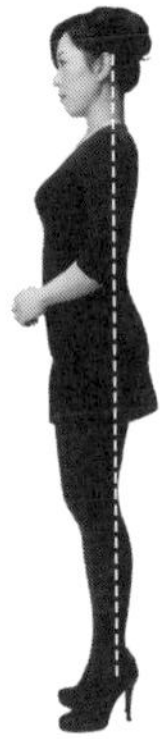

やせる姿勢は、横から見たときに、耳、肩、腰、膝、くるぶしが、地面からまっすぐつながった姿勢。立つだけで「腹筋・背筋・お尻の筋肉」を引き締めます。肩が前に入って猫背にならないように胸をしっかりと開きます。力が入りすぎないようにリラックス。

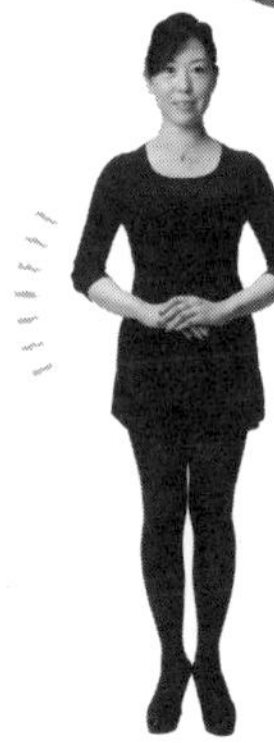

きついジーンズのファスナーをお腹を引っ込めて上げるときをイメージして、おへそと恥骨の距離を縮める意識をしましょう。頭から上に引っ張られていることをイメージすると、内臓が活性化します。

NG 太りやすい人の立ち方

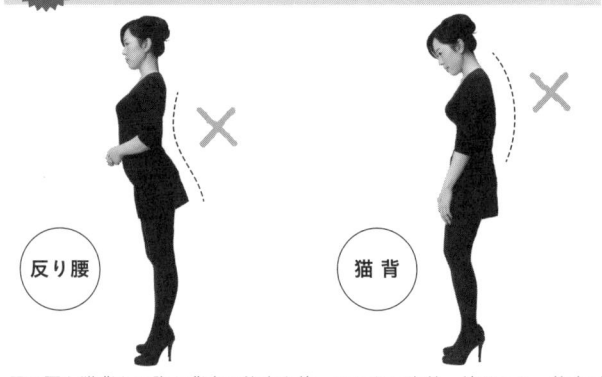

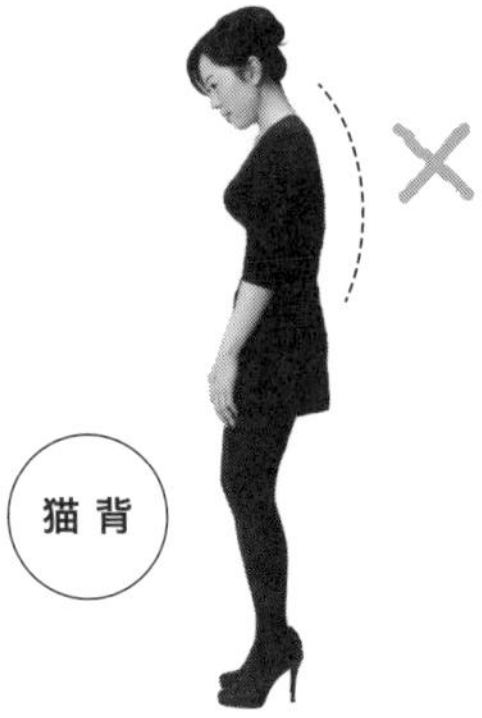

反り腰も猫背もお腹と背中の筋肉を使っていない姿勢。続けると、筋肉が老化して、お腹がぽっこり出て、お尻がどしっと下がっていきます。腰が反っていると腰を痛めやすく、腰が丸まっていると老けた印象になります。

42 「正しく歩く」と下半身から引き締まる！

！ 腰から足を出す

確実にやせられる歩き方！

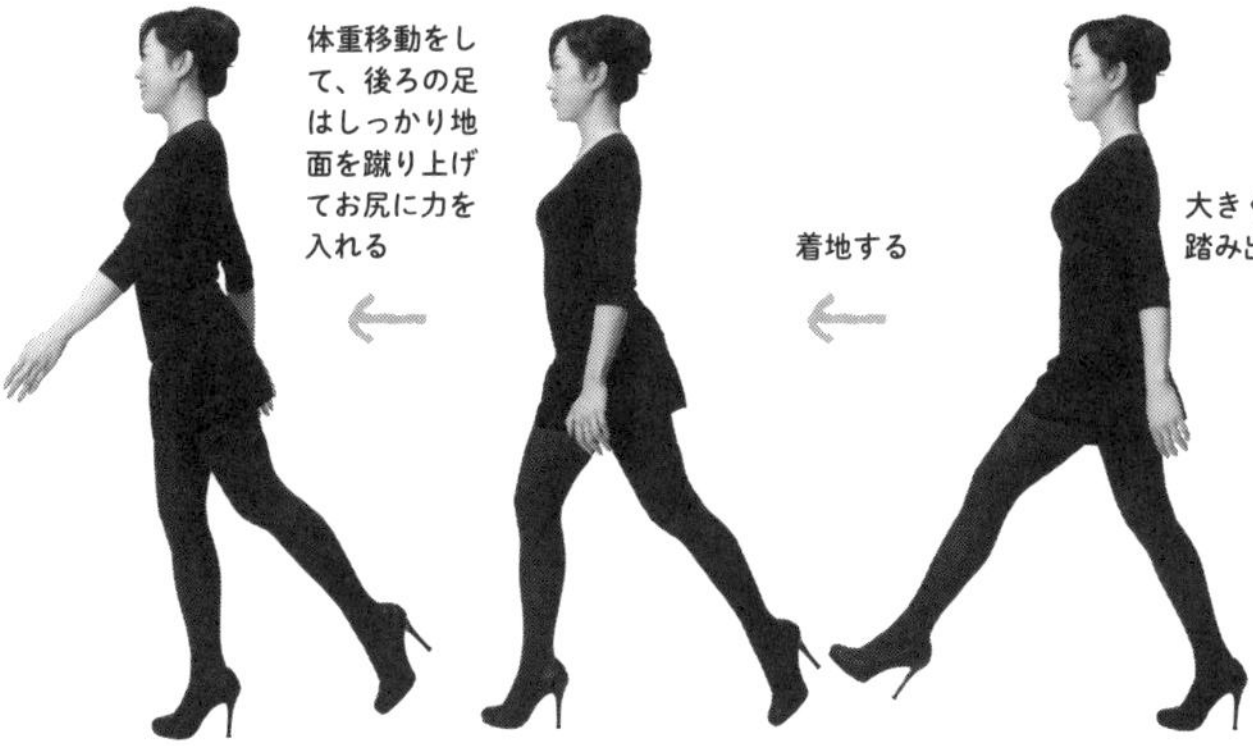
体重移動をして、後ろの足はしっかり地面を蹴り上げてお尻に力を入れる
着地する
大きく踏み出す

ちょっと大股気味で歩くと、ウエストの引き締め効果が期待できます。これだけ覚えておけば、腹筋がつきます。
足はおへそのあたりから出すイメージで骨盤を動かして歩きます。体重をしっかりと移動させ、後ろの足で地面を蹴ったらお尻を縮めるイメージを。お腹引き締め＆ヒップアップ効果があります。

NG 太りやすい人の歩き方

足幅が狭いので、お腹やお尻の筋肉を使っていません。お腹やお尻からたれてきます。

転びやすい人、靴底が減りやすい人、膝が曲がったままズルズルと歩いている人は、ほとんど足を上げていないのでお腹ぽっこり傾向があります。

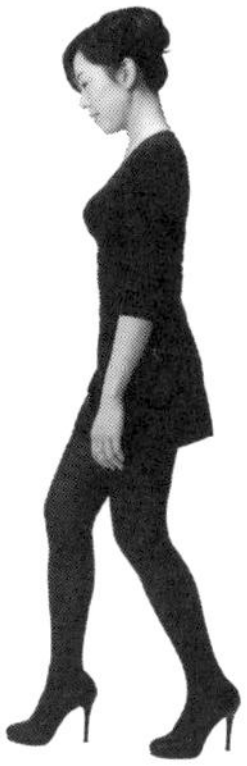

「やせられる歩き方」をすると、冬でも汗をかくくらいで、５分も歩けば体がポカポカしてきます。特別な運動をしなくても、家から駅まで歩く５分間、正しく歩くだけで体が引き締まります。

43 「正しく座る」ことが「筋トレ」になる！

確実にやせられる座り方！

お腹に力を入れる

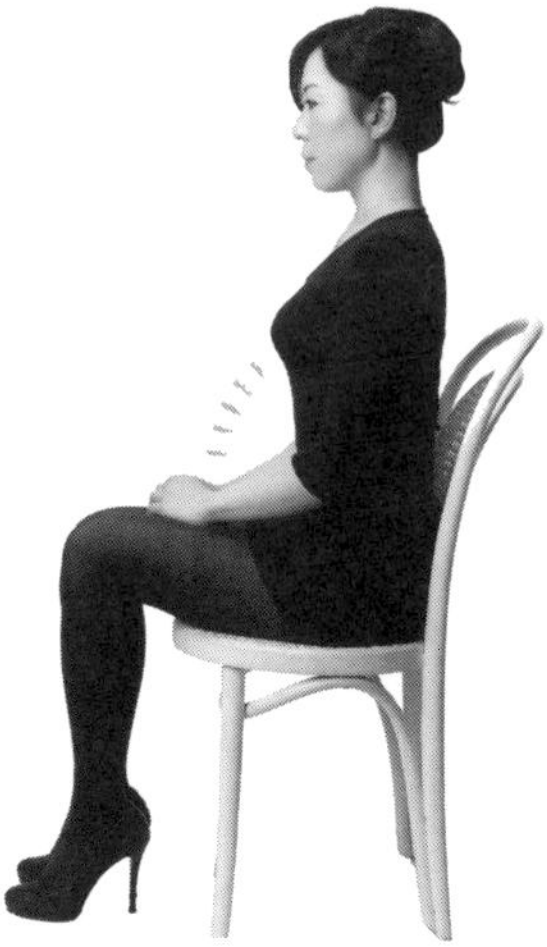

椅子に深めに腰掛けて、足は膝の真下におきましょう。
背筋を伸ばし、お腹に力を入れます。肩を開いて、バストを引き上げるイメージをすると、バストアップします。膝と膝をくっつけると美脚矯正効果があります。
携帯電話を見るとき、首が前に出て猫背になる人が多いので、携帯は顔の位置に持ち上げ、首は常に肩の上にあることを意識しましょう。

NG 太りやすい人の座り方

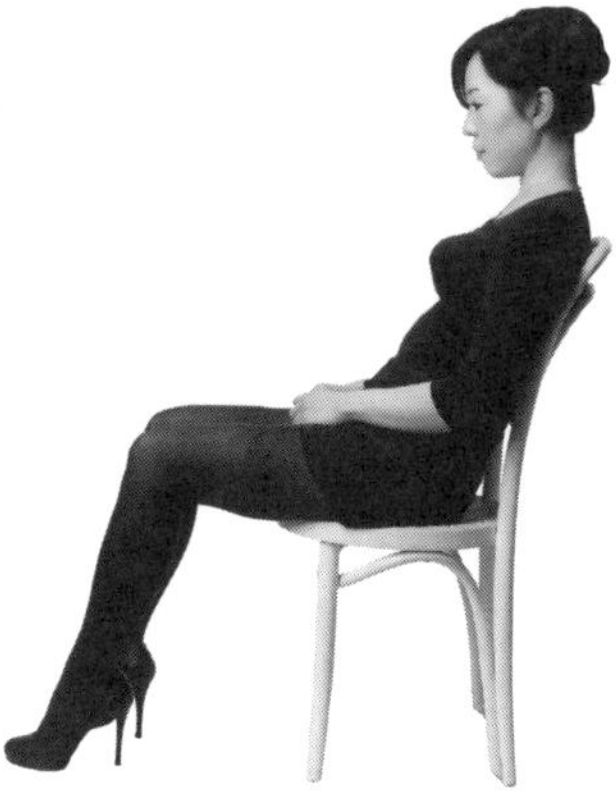

浅く椅子に腰掛けると、お尻にもお腹にも全く力が入らず、お腹がぽっこりと出ます。
首が肩より前に出てあごを引いた状態になるので、首にしわができやすく、二重あごにもなりやすいので、美しくありません。
猫背で背筋もゆるみっぱなしになるため、内臓が下がり、胃も下がってきて、代謝能力が落ちてしまいます。

44 お腹を7秒凹ませる→本当にお腹から凹む！

！
深く
呼吸をすると、
やせる

深呼吸で代謝スイッチが“ON”になります

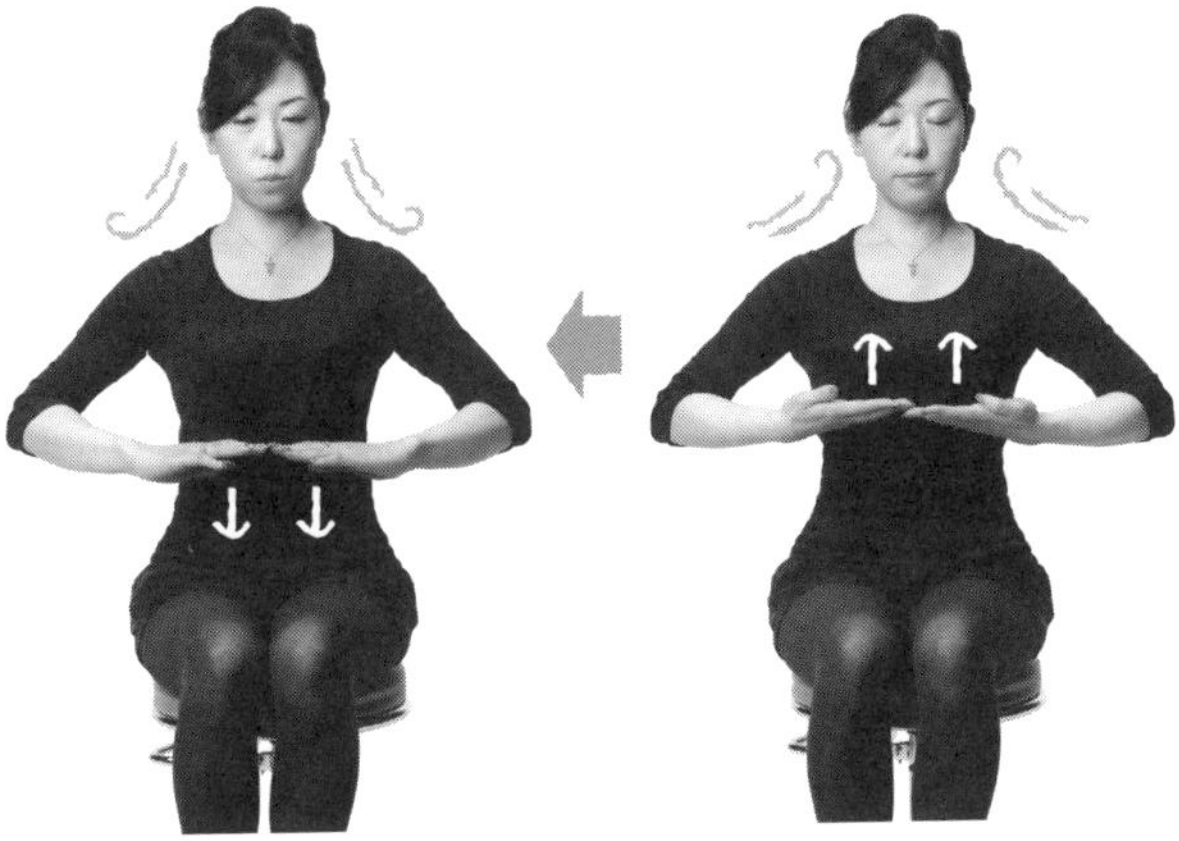

代謝を上げ、ウエストを細くする効果が抜群の腹式７秒呼吸法です。
まず、肺の中の空気を吐ききって空にしてから始めます。鼻から空気をたっぷり吸いながら、お腹を膨らませます。このとき、手の平を上に向けるとイメージしやすいです。肩が上がってしまわないように注意しましょう。気持ちのいいところまで吸ったら、手の平を下に向けて、口からゆっくりと吐きながらお腹を凹ませます。吐ききったところでお腹をしっかりと凹ませたままで７秒間キープ！　これを数回繰り返すと、気分がリラックスして、体が温まる感覚があります。

ふだんからしっかり胸を開いた姿勢で、腹式呼吸をして、たくさん空気を入れると、太りにくくなります！　カロリーを燃焼するときは酸素が必要だからです。

肺活量が大きければ大きいほど、酸素の取り込み量が増え、代謝が上がります。

朝起きたときに５～10回深呼吸すると一日の代謝を上げる効果が高いですし、夜寝る前にやると安眠効果がありますよ！

おわりに

「食べてやせる」この面白さをあなたに伝えたい！

最後までお読みいただきまして、ありがとうございます！

本書で紹介してきた**「お米を美味しく食べると、やせられる」**ダイエット法は、世の中の常識である「食べたら太る」という考え方と真逆です。私はこの「食べたら太る」神話を壊したくて、この本を書きました。食べて胃腸を動かして、体の中から活性化するから、健康的にやせられるのです。食べなければ体重は減りますが、胃腸を使わず、細胞を作る栄養も足りないので、体の中から老化しますし、どんどん代謝力が落ちて、太りやすい体質に変わります。

「きちんと食べてやせる」この方法をちゃんと実践して結果が出ない人は今までいませんので、安心して始めてもらえたらと思います。困ったらお気軽にＰ１５９の柏原ゆきよ書籍公式Ｗｅｂサイトまでご相談ください。

医師や栄養のプロの人たちにとっては常識となっている**「カロリーを燃焼させる栄養をきちんと食べたらやせられる」**、この考え方は、まだまだ一般には広まっていません。この情報を伝えるために私は残りの人生をかけていきたいと思っています。

そう思ったきっかけは、８年前に拒食症で苦しむ中学2年生のYちゃんに出会ったことです。「食べたら太るという思いが頭から離れない。なぜ食べなきゃいけないの？　食べるのが怖い……」と言う彼女の言葉に触れ、もっと食事を安心して楽しんでも（むしろ楽しんだほうが！）キレイになれることを多くの人に伝えたいと思うようになりました。日本中に「食べてやせる」旋風を巻き起こしたい、と私は今日も全国をめぐり、講演会を開催しています。

最後に、この本を作るにあたり多大なる協力をいただきました講談社の舟橋様、西浦様、宮岸様、小野様、応援してくださるみなさま、そしていつもサポートしてくれている日本健康食育協会のスタッフと家族たちに感謝とお礼を申し上げます。

食で悩む多くの人が、食事で幸せを感じられるようになることを願って。

柏原ゆきよ

4 よく**かんで**食べると、やせる

意外かもしれませんが、「太りそう」と思いながら食べると、太りやすいメカニズムになります。「美味しい！」「楽しい！」と思いながらよく味わってかんで食べると、脳からも胃腸からも代謝を上げるホルモンや消化液が分泌されます。

5 **体温を上げる食事**に変える

まずは「朝ご飯を変える」だけでも効果があります。朝のお米＋みそ汁は一日１００円で「体温を上げる」「下腹からやせる」ダイエットご飯。体温の低い人は、太りやすいです。朝一から胃腸を動かし「体温を上げる」と一日のカロリー消費量が高まります。

6 一日３食。**３時のおやつも**OK!

胃腸に負担をかけないために、食事とおやつの間隔は４時間以上あけましょう。８時間以上あけて食べると、栄養の吸収率が一気に高まり、太りやすくなります(睡眠時を除く)。食事の間隔があきそうだったら、おにぎりやゆで卵、ナッツなどのおやつを口に入れたほうが、太りにくくなりますよ。

7 **お酒**も**外食**も楽しんで、やせる!

よく話し、よく笑い、よく外食を楽しむ、ストレスが少ない人のほうが太らない傾向があります。ビールや日本酒も週に２日は休肝日をつくれば、ストレスを吹き飛ばしてくれます！　飲むときは、肝臓を労《いたわ》るネバネバ、豆、野菜、きのことシメのご飯、みそ汁も一緒に頼むと、脂肪の吸収率を下げてくれます。

「満足いくまで食べて、お腹からやせる」柏原式ダイエット７つのルール

1 「栄養のある食事」を摂れば、**太りようがない**

柏原式ダイエットは、「食べてやせる」世界一簡単なダイエット。体の燃焼力を上げる栄養価が高い食材を食べていれば、脳は食べすぎないように指令を出してくれます。カロリーや食べる量を抑えるのではなく、カロリーを燃焼させる食材の選び方と組み合わせの仕方が、最大のポイント。

2 **お米**はよくかんで好きなだけ食べていい

カロリーを燃焼させやすい「脂質」が少ない食事の中心になるのが、実は「お米」！ 「お米」は、脂質が約２％と非常に低い食品だからです。お米に含まれる良質な炭水化物、たんぱく質は、カロリーを燃焼させる効果が高いので、医師や栄養のプロの間では優秀で健康的なダイエット食品として認められています！

3 **ご飯6割・おかず4割**食べるとお腹からやせる

「炭水化物60％以上、たんぱく質15％、脂質20～25％」がカロリーを燃焼させやすい黄金バランスです！ ご飯６割・おかず４割と覚えましょう。カロリーを燃焼させやすい雑穀ご飯を主食に選ぶと、短期間でお腹やせできます。お米を増やしたぶん、おかずを減らすのがポイントです！

朝：ご飯（雑穀入り）＋みそ汁（野菜入り）
昼：定食スタイル（どんなおかずでもＯＫです！）
夜：定食スタイル（どんなおかずでもＯＫです！）

1 疲れ気味だけど、やせたい人に最適です!

弱った胃腸を強くし、カロリーを燃焼させやすい体をつくる特別ブレンド米です。甘みと旨みを感じる美味しさに、毎日食べても飽きません。消化に負担の少ない内容なので、胃腸が弱い方や、疲れ気味なビジネスマン、お子さんからお年寄りまで安心してお召し上がりいただけます。精神的にも肉体的にも疲れがちな方、栄養をつけたい妊娠・授乳期の女性には特におすすめです。白米1合に対し雑穀大さじ1～3(10～30グラム)が目安です。ひとつまみの塩と小さじ1のオリーブ油と一緒に炊くと美味しく炊き上がり、代謝UP効果が狙えます。

こだわりの5穀(あわ、いなきび、ひえ、はとむぎ、おおむぎ)
体質改善ブレンド　300g　1575円(税込)

2 便秘改善&お腹やせダイエットに最適です!

徹底的にやせたい人は、若玄米をおすすめします。

若玄米とは、農家の人だけが食べていた特別な玄米です。流通している玄米は消化が悪く、胃腸にかえって負担をかけて、体調不良になることがあると書きましたが、この若玄米は、成熟する前に刈り取られた未成熟な米の中から特に緑色をしているものを中心に集めた玄米なので、軟らかく消化がとてもいいという特徴があります。

若い玄米なので、これから成長しようとしている種子の力が、たくさん詰まっています。食物繊維やギャバが豊富に含まれていて、強力な整腸作用&デトックス効果があります。

若玄米100%を一日2合、10日間食べ続けると、強力なお腹やせ効果があります。白米に1～3割ブレンドすると、便秘改善&お腹やせに効果大です。

やわらか若玄米　1kg　1470円(税込)～

購入先

紹介した商品は「マイ穀ストア」で購入可能。
すべて、国産・無農薬・精米したてをパックしています。
http://maikoku.shop-pro.jp/
若玄米リセットプログラムの詳細も掲載しています。
電話でのお問い合わせは、☎03-5919-7335まで。10:00～17:00(土・日・祝日除く)

「お腹からやせる食品」リスト

デトックス効果が高い雑穀を選ぶと、早く結果が出ます

雑穀は、最近はスーパーのお米売り場でも買えるようになりましたので、まずは気軽に楽しんでみてください！　ただ、輸入品は安くて嬉しいのですが、味も品質も栄養価も低い傾向がありますので、国産で生産県の表示のあるものがおすすめです。丁寧に作った新鮮な雑穀は、食べてみると味の違いに驚かれると思います。輸入品と比べると、国産は少し値段が高いですが、栄養価も高いので、ぜひ一度お試しください。

味がいいということは、一粒一粒にカロリーを燃焼させやすい栄養がぎっしり詰まっているということ。お腹の脂肪を燃やしてくれる強力な効果が期待できます。

東日本大震災後、被災地支援で東北に食事などの支援に通うなか、雑穀王国、岩手県で本物の雑穀を一つひとつ丁寧に作っている生産者の方々と出会い、日本で最高の雑穀を一緒に作り出しました。

様々なモニターテストを繰り返してたどりついた特別ブレンドです。私自身は、これを食べ続けることで、ひどい冷え、便秘、お腹ぽっこり、吹き出物、ニキビ、膀胱炎、乾燥肌、くすみ、しわ、がすべて解決しました。

一般に流通している雑穀が口に合わなかったら、ぜひお試しください。

この雑穀に期待できること

- ★弱った胃腸を強くし、カロリーを燃焼しやすい土台をつくってくれる
- ★脂肪、水分、糖分、添加物など余計なものを排出するデトックス効果がある
- ★代謝に必要なビタミン、ミネラルが豊富で燃焼力を上げてくれる
- ★新陳代謝を高め、肌細胞を若返らせてくれる
- ★豊富な食物繊維で、便秘を解消してくれる

食育講座の主な内容

❶ ビジネスマンや経営者の方へ

→仕事の効率を10倍上げる食事法

→部下や上司にもっと動いてもらう食事法

❷ 子供の能力を引き出したい人へ

→頭がいい子の食事法

→スポーツでいい結果を出す食事法

❸ 心の疲れを取りたい人へ

→心の免疫力を上げる食事法

→ここぞというときに、元気が出てくる食事法

❹ 健康的な美しさを手に入れたい女性へ

→肌ツヤがよく潤いのあるメリハリボディをつくる

→ホルモンバランスを整えて妊娠力アップ、更年期も豊かに

❺ いつまでも若々しく生涯現役でいたい人へ

→同級生よりも若く見られる秘訣

→介護予防で老後もイキイキと

大人のための無料食育講座

公式Webサイトでは、本書に書ききれなかった「大人のための食育講座」や診断クイズを掲載、更新していく予定です。定期的に柏原ゆきよや管理栄養士に直接質問ができるダイエット講演会や食育講座の無料招待などの特典も掲載していますので、ぜひご覧ください！

柏原ゆきよ　書籍公式Webサイト
「お腹からやせる食べかた」
onakayase.jp/

本書を読んで分からなかったこと、
疑問点などもお気軽にお寄せください。

監修　一般社団法人　日本健康食育協会
企画協力　西浦孝次
構成、編集協力　宮岸洋明、平川紀義
装丁　mika
写真撮影　江上嘉郁
写真協力　株式会社大戸屋
撮影協力　株式会社大戸屋 新宿イーストサイドスクエア店
取材協力　株式会社イワイ（おむすび権米衛）

お腹《なか》からやせる食《た》べかた

発行日　2013年6月27日　第1刷発行
2014年5月20日　第6刷発行
著者　柏原《かしわばら》ゆきよ
発行者　持田克己
発行所　株式会社　講談社
〒112-8001
東京都文京区音羽2-12-21
電話　出版部　03-5395-3474
販売部　03-5395-3606
業務部　03-5395-3615

印刷　慶昌堂印刷株式会社
製本　株式会社国宝社

ISBN978-4-06-217786-3